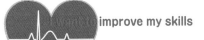

I want to improve my skills

ナースのためのスキルアップノート

看護の現場ですぐに役立つ

症状別看護過程

患者さんの痛みや悩みの解決方法を知る！

大口 祐矢 著

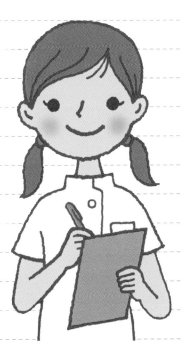

秀和システム

はじめに

　「看護過程とは何ですか?」と聞かれたら、あなたは正確に答えられますか?　看護を学び始めたばかりの学生はもちろん、臨床経験を何年も重ねたベテランナースでさえも、しっかり納得のいく答えを言える人は少ないのではないでしょうか。

　そこで、困ったときはインターネットで調べてみよう!ということで、早速、「看護過程」と検索してみました。すると、ネットでは「看護過程とは、独自の知識体系に基づき、ヘルスケア、看護ケアを必要としている対象者に的確に応えるために、どのような計画・介入援助が望ましいかを考え、系統的・組織的に行う活動のこと」と表現されています。

　んー、正直なところ、こう説明されても私には何のことだかさっぱりわかりません。この説明は決して間違いではないと思うのですが、非常にわかりにくく感じます。
　また、看護過程について書籍で調べてみても、多くの書籍では看護過程とは何か、何をどうすればよいのか、といったことがほとんど説明されないまま、いきなり、「症状別の看護過程」や「疾患別の看護過程」の解説が始まっています。

　結局、看護過程がわかったような、わからないような、スッキリしない気持ちのまま読み終えてしまっている方も多いはずです。そこで、「看護過程とは何なのか?」「何をどうすればよいのか?」といったことを最初にきちんと理解してもらったうえで、看護過程の具体的な中身の解説をしていくほうが、より理解が深まるのではないかと考えました。

　今回は、初めて看護過程を学ぶ看護学生から何年も臨床経験を積んだベテラン看護師まで、多くの方に看護過程を基本から丁寧に学んでもらえるように、という思いを込めて執筆させていただきました。本書を使うことで、よりよい看護展開を実現していただければ幸いです。

2020年4月

大口　祐矢

看護の現場ですぐに役立つ
症状別看護過程

chapter 1 看護過程の基本をはじめから丁寧に

chapter 2 全身

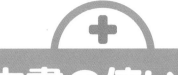

本書の使い方

　本書はchapter1からchapter6までで構成されています。看護過程に手っ取り早く取り組めるように、細かい説明とか理由は後回しにして、とにかく何をすればよいのか最初にわかるように書いてあります。

chapter1　看護過程の基本をはじめから丁寧に

　最初にこの章を読んでから残りの章を読み進めてください。特に「情報のアセスメント」の項はしっかり読んで理解を深めておくと、よりよい看護展開につながるでしょう。

chapter2　全身

　ここでは、全身にみられる症状について記載しました。発熱や掻痒感は外からわかりにくい症状であるため、患者さんの訴えに耳を傾けることが大切です。

chapter3　呼吸

　日本人の死因のトップは悪性新生物ですが、その部位は気管、気管支および肺が最多です。初期症状の多くは、呼吸困難や咳嗽・喀痰であり、呼吸の看護は重要になります。

chapter4　体液循環

　私たちの身体のおよそ6割は水分でできています。身体の中の水分を体液と呼びます。体液のバランスが崩れ、身体に異常が起きたらどう看護すればよいのか学びましょう。

chapter5　栄養・代謝

　食事を問題なく摂ることができる——それは当たり前のことではありません。食事が摂れないとどうなるのか、そのことを念頭に置いて看護を考えていきましょう。

chapter6　排泄

　排泄は一番身近であり、一番難しい問題でもあります。患者さんのQOLや自尊心の低下を招きやすい問題であり、看護の真骨頂でもあります。

chapter1で看護過程の6つのステップである①情報収集、②情報のアセスメント、③看護診断、④計画立案、⑤実施、⑥評価を順番に説明し、看護過程の全体像を把握します。

　chapter2以降では、症状別の看護過程の実際について、できるだけわかりやすくポイントを絞って書いてあります。①見てわかる病態生理、②読んでわかる病態生理、③根拠がわかる看護のキホン、④事例でわかる看護展開、⑤事例の関連図の順に展開しています。

①見てわかる病態生理では、症状の病態をわかりやすいイラストで示してあります。文章を読まなくても、イラストを見れば病態がわかるよう配慮してあります。

②読んでわかる病態生理では、病態を文章で詳しく説明しています。説明は①の図に沿っていますので、図を見ながら文章を読んでいただくと、より理解が深まります。

③根拠がわかる看護のキホンでは、症状に対応する看護について、ポイントを絞って簡潔に説明しています。

④事例でわかる看護展開では、具体的な事例を用いて、アセスメントと看護計画の例を示してあります。

⑤事例の関連図では、病態関連図を中心に事例のつながりとケアを示しています。

　薄い本ですが、本書1冊があれば、頭の中をすっきり整理した状態で、基本的な症状別の看護ケアができるようになるのでご安心ください。

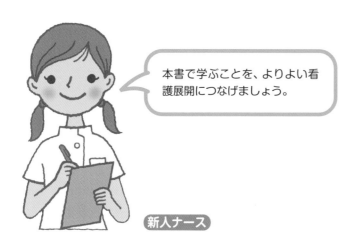

本書で学ぶことを、よりよい看護展開につなげましょう。

新人ナース

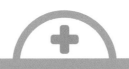

本書の特長

　普段、何気なく看護ケアを行っていると思いますが、看護ケアは患者さんの情報収集、情報の解釈、計画立案などを経て実践しているはずです。この一連のプロセスこそが看護過程の展開です。ただ、臨床の現場では迅速な判断と行動が求められるため、特に意識しないまま自然と行っていることが多いかもしれません。

　本書は、いままで何気なく行っていたかもしれない看護ケアを、きちんとしたプロセスを経て、患者さんがどんな状態にあるのか？　なぜこのケアをするのか？　など頭の中を整理した状態でできるようにまとめました。

　chapter1で看護過程の全体像をおおまかに理解できたら、症状別の看護過程を解説するchapter2以降で、実際の場面では看護過程をどう展開していくのか見ていきましょう。

役立つポイント1　看護過程についてざっくり全体がわかる

　看護過程に関する本といえば、とにかく字が細かくて分厚い本が多いです。パラパラめくってみたら、文字が多すぎて読む気が失せたので、そっと本棚に戻したという方も少なくないのではないでしょうか。本書では難しいことはできるだけ簡単に、高度なことは専門書にお任せというスタンスで解説していますので、経験の浅い方でもざっくり全体がわかるようになっています。

役立つポイント2　ベテランナースのアドバイス

　補足説明や、痒いところに手が届くちょっとしたアドバイスを随所に入れてありますので、併せて読んでいただくことで、より理解が深まるようになっています。また、ちょっと専門的なお話は、本文に盛り込むと文字が多くて読みづらくなってしまうので、コラムの形にしました。コラムを読んでいただくことで、看護過程についてより知識や理解が深まります。少し難しいことが書いてありますが、理解できると看護過程に対する興味がいっそう湧いてくることでしょう。

役立つ ポイント3　根拠がわかる

　単に「ここではこうします」というだけではなく、「何でこうするの？」「こういう場合はどうするの？」という疑問に対して、その理由や根拠も説明してあります。ですから、看護過程でつまずきやすいポイントや、症状ごとに、どんなことをすればよいのかがよくわかり、理解も深まります。

役立つ ポイント4　やさしい言葉での説明

　看護師向けの書籍では、専門職を対象にしているということもあり、専門用語が多用される傾向にあります。ベテランの方ならすぐにわかる言葉でも、新人看護師にはわからない用語も多くあります。本書では、本を読んでいて意味のわからない用語が出てきたら、インターネットで用語の意味を調べ、理解したらまた続きを読み、またわからない用語が出てきたら調べて……という煩わしさを排除できるよう、できるだけ誰でもわかるようなやさしい言葉を選択し、専門用語も注釈を加え、理解しやすいように配慮してあります。

　本書を読み終える頃には、いままで何となくやっていたケアを、根拠を踏まえて実践できるようになります。さらに、見違えるほど頭の中がすっきり整理された状態で、看護過程の展開ができるようになっていることでしょう。

この本の登場人物

本書の内容をより深く理解していただくために
医師、ベテランナース、先輩ナースから新人ナースへ、アドバイスやポイントを説明しています。

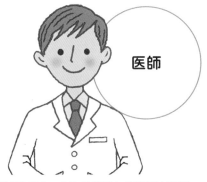

医師

病院の勤務歴8年。的確な判断と処置には定評
があります。

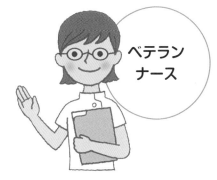

ベテラン
ナース

看護師歴10年。やさしさの中にも厳しい指導を信
念としています。

先輩
ナース

看護師歴5年。身近な先輩であり、新人ナースの指
導役でもあります。

新人
ナース

看護師歴1年。看護の関わり方、ケアについて勉強し
ています。医師や先輩たちのアドバイスを受けて早
く一人前のナースになることを目指しています。

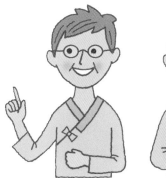

患者の
みなさん

患者さんからも、ナースへの気持ちなどを
語っていただきます。

MEMO

chapter 1

看護過程の基本を
はじめから丁寧に

患者さんへ看護を提供するまでには、様々なプロセスがあります。
その一連のプロセスとは何なのか、一緒に勉強していきましょう。

看護過程とは

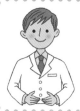

看護過程とは、看護実践の一連のプロセスを全部ひっくるめて付けられた名称です。看護実践の一連のプロセスというのは、具体的には6つのプロセスに分けられます。まずは看護実践の6つのプロセスを把握し、看護過程とは何かをざっくり理解しましょう。

 ## 看護実践の6つのプロセス

看護過程を具体的に説明すると、次の6つのプロセス＊に分けられます。

①情報収集
②情報のアセスメント
③看護診断
④計画立案
⑤実施
⑥評価

この一連のプロセスを①から⑥まで順番に行うと、看護過程を展開したということになります。

そのことをイメージしやすいように、簡単で身近な例を用いて説明します。右の図を見てください。あなたの目の前で赤ちゃんが泣きやまずに困ってしまいました。そのとき、あなたはどうにかして泣きやませたいと考えますが、どう行動しますか？

まずは赤ちゃんの全身を見て、どこか怪我をしていないか、オムツは汚れていないか、お腹が空いていないかなど、いままでの知識や経験も踏まえていろいろな原因を考えることでしょう。

その後、泣きやませるための行動をすると思います。赤ちゃんが泣きやめば問題は解決します。いろいろやってみたところ、今回はオムツを替えたら泣きやみました。

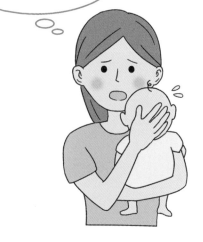

お腹が空いてるのかな？
オムツを汚したのかな？

＊①情報収集と②情報のアセスメントを「情報の解釈・判断」にまとめてプロセス数を5つとしている書籍や、③を「問題抽出」としている書籍もあります。

　この一連の出来事を看護実践の6つのプロセスに当てはめると、こうなります。

---

❶赤ちゃんの全身を見て、怪我がないか、オムツが汚れていないか、お腹が空いていないか（前回ミルクを飲んでからどれくらいの時間が経ったか把握する）などの情報収集をする。

❷怪我はなく、ミルクは15分ほど前に飲んだばかり、オムツの中はうんちで汚れていることがわかりました。

❸オムツが汚れていることが問題で、不快感があるために泣いていると考えました。

❹オムツを交換する計画を立案しました。

❺汚れたオムツを脱がせ、おしりの汚れをやさしく拭き取り、新しいオムツに交換しました。

❻赤ちゃんは泣きやみ、眠り始めました。

▼赤ちゃんが泣いている➡オムツ交換➡赤ちゃん眠る

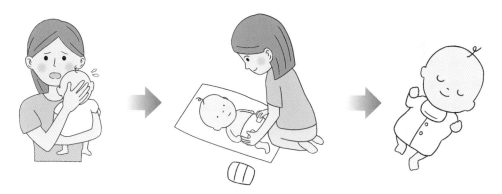

　このような、身近で起こる問題解決までの一連の流れを看護に応用し、系統立てたものが**看護過程**です。

　普段、あなたもこうした問題解決までの流れというのは意識せずに行っているかもしれません。これを順番にプロセスごとに分けて文章化していくというのは、普段行っていないことなので難しく感じるかもしれません。そこで、身近な出来事でも、問題解決までの過程を6つのプロセスに分けて考えることを普段から意識すれば、看護過程の展開にも応用できるようになると思います。

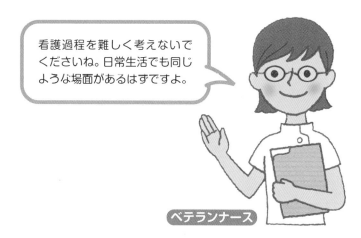

看護過程を難しく考えないでくださいね。日常生活でも同じような場面があるはずですよ。

ベテランナース

看護過程の特徴

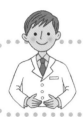

ここでは、看護過程の特徴と、実習記録の書き方や考え方について学びましょう。

看護過程の展開の仕方

すでに述べたとおり、看護過程は問題解決までの一連の看護実践の流れのことで、①情報収集、②情報のアセスメント、③看護診断、④計画立案、⑤実施、⑥評価、という6つのプロセスに分かれています。

このプロセスを経て実習記録を書くのですが、実習記録の書き方は、ちょっと難しい言葉でPOS（Problem Oriented System：**問題志向型システム**）という考え方に基づいた、PONR（Problem Oriented Nursing Record：**問題志向型看護記録**）と呼ばれるものです。

こう説明してもまだわかりにくいので、わかりやすく言い換えると、POSは「患者の健康上の問題を中心にして医療を行う」という考え方です。またPONRは、POSの考え方に基づいた一連のケアやその他の実施内容を記録することです。

かつては**DOS**（Disease Oriented SystemもしくはDoctor Oriented System）と呼ばれる、疾患（Disease）や医師（Doctor）を中心とした医療が行われていましたが、近年では患者の視点に立って患者の問題（Problem）を解決しようとするPOSが広く認識されつつあります。

問題志向型システムでは、患者の情報を集めてそれを客観的に評価する必要があるため、集めた情報を明確かつ第三者が見ても理解できるように記録していきます。

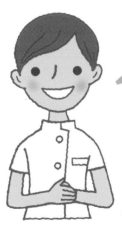

健康上の問題を中心に医療を行うというのは、患者さんの抱える問題に看護診断ラベルを付けて看護を展開するということですね。

先輩ナース

看護過程では、時間の長短は関係ない

看護過程は、6つのプロセスという原則は変わりないのですが、時間に関しては短時間の出来事でも長時間の出来事でもどちらでもかまわないのです。例えば、p.13の事例だと、赤ちゃんが泣いている場面ですぐに対処して泣きやんだというのは、ほんの数分の間に起こった出来事です。

しかし実習では、実習期間にもよりますが、看護過程の「情報収集」から始まり、「情報のアセスメント」「看護診断」「計画立案」「実施」を経て最後の「評価」を行うまでは、かなり長い時間をかけることになるでしょう。

このように看護過程というのは、時間の長短は関係なく、同じプロセスを経て展開されるという特徴があることを覚えておきましょう。

▼看護過程は同じプロセスを経て展開される

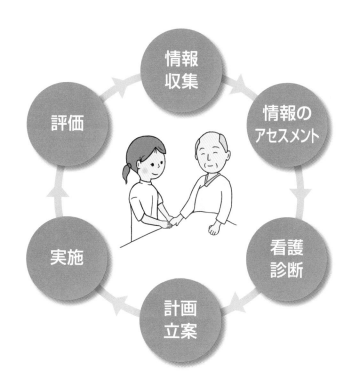

情報収集

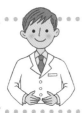

看護過程の第1段階として、まずは情報収集を行います。情報収集には、記録（診療録や看護記録）から収集する方法と、患者さんから直接収集する方法があります。

情報収集における「情報」とは

そもそも、看護師が収集する情報とはどんな情報のことでしょうか？　看護師が欲しい情報というのは、看護につながる情報のことです。それは単に患者さんの疾病や治療内容だけではなく、内服薬の種類、副作用の有無、血液データ、趣味、嗜好、家族構成など、など非常に多岐にわたります。あらゆる情報をリンクさせて、1人の患者さんを幅広い視点から捉え、個々に合った看護を提供していくことが必要になります。そのための情報を収集するのです。

看護理論に基づいた情報収集を行う

やみくもに情報収集をすると情報の整理が大変になります。そこで活用するべきなのが**看護理論**です。情報収集で使われる看護理論は、平たくいえば情報整理シートのようなものです。情報をグループごとに分類して書くというものです。

看護学校などでよく教えられる看護理論として、ゴードンの「**11の機能的健康パターン**」やヘンダーソンの「**看護ケアの14の構成要素**」、ロイの「**4つの適応様式**」などがあります。これらを使って、領域ごとに情報を分類していくことで、患者さんがどこに問題を抱えているのかが客観的にわかり、看護診断や看護計画へ進めていくことができるのです。詳しくはp.18で説明します。

記録から情報収集する

記録から情報収集する方法は、カルテに記載してある内容から情報を得るということです。所属施設によってカルテの様式は様々だと思いますが、入院患者さんであれば疾患に関する身体的情報や治療内容、そのときどきの副作用の有無や精神的な訴えなど多くのことが記載してあるので、できるだけ漏れなく情報収集ができるように心がけましょう。

患者さんから直接情報収集する

次は患者さんと直接お話をして情報収集する方法です。患者さんと直接話をしたり、身体を見たり触ったりすることで、現在の身体の状態を把握することができます。また、それだけではなく、話し方や声のトーンでその人の性格がわかりますし、ベッドサイドの環境を見れば清潔度合いやセルフケア能力、認知判断力、趣味、家族関係なども把握できます。こうした中で、現在、この患者さんにとって何が問題となっているのかを考えていきましょう。

最近は、入院期間の短縮が図られているため、できるだけ限られた時間内に必要な情報を収集できるような工夫が大切です。

まず、「何のための入院か」を考え、退院時に期待される状態（成果）をイメージします。そして、その達成のために現在、何が問題となっているのか、またこれから何が問題になり得るのかを考え、必要な情報を優先的に収集するようにしましょう。

情報をS情報とO情報に分ける

通常、患者さんから得られた情報はS情報とO情報に分けて書きます。S情報のSはSubjectiveのことで**主観的情報**と呼びます。O情報のOはObjectiveのことで**客観的情報**と呼びます。つまり、患者さんが話すことはS情報、外から見てわかることや、カルテから得られた情報はO情報になります。

例えば、患者さんが苦悶の表情で「吐き気がします」と話したら、S）「吐き気がします」と書きます。O情報ならO）「嘔気あり苦悶表情がみられる」と書きます。このように、カギかっこ「」を付けるとわかりやすいですね。なお、SとOに付けるかっこは片側だけでS）としても両側で（S）としてもどちらでもよいです。

S情報は簡潔に書き直してもよい

S情報は患者さんが話すことだといいましたが、おしゃべりな患者さんだと、話が長くなってしまうことがあります。そんなときは、話してく

れたことをすべて書くのではなく、大事なところだけをかいつまんで記載しても大丈夫です。

例えば、以下のような感じです。

修正前

> S）最近、便がなかなか出なくてお腹が張っくきた感じがするの。入院する前は毎朝、散歩もしていたし、ご飯もたくさん食べていたのよね。でも、ここに来てから全然動かないでしょ？ それにご飯も少ないわ。これじゃお腹が減っちゃうわ。でも、かえって痩せるからいいかもしれないわね。あはは。

修正後

> S）便が出なくてお腹が張ってきました。入院前は、散歩もしていたし、ご飯もたくさん食べていました。

情報収集でよく使う看護理論

　情報収集でよく使う看護理論は、ゴードンの「11の機能的健康パターン」とヘンダーソンの「看護ケアの14の構成要素」です。以下、それぞれの看護理論を表の形で示します。

　本書では、主にゴードンの「11の機能的健康パターン」を用いた記録の例を掲載しています。

※ロイの「4つの適応様式」は今回、割愛します。

▼ゴードンの「11の機能的健康パターン」

パターン	主なアセスメント項目	S、Oの記入例
❶健康知覚－健康管理	健康状態、受診行動、疾患や治療への理解、服薬状況、飲酒・喫煙の有無、主訴、既往歴	S）毎朝、ラジオ体操をやっています。 S）タバコはなかなかやめられないよ。 O）喫煙歴：1日12本を30年間
❷栄養－代謝	入院前/後の食事内容、摂取量、水分出納、身長、体重、BMI、皮膚の状態、褥瘡の有無、血液データ(Alb、TP、RBC、Hbなど)	S）吐き気が強くて、食欲がないです。 O）ゴミ箱にお菓子の袋が捨ててある。 O）昼食は全量摂取できていた。
❸排泄	排泄回数・量・性状、腎機能データ、下剤使用の有無、膀胱留置カテーテルの有無、腸蠕動音	S）おしっこが我慢できない。 O）尿量1500mL/日 O）6月9日から排便がない。
❹活動－運動	ADLの状況、運動機能、呼吸機能、安静度、移動/移乗方法、筋力、脈拍・呼吸・血圧など循環器系および呼吸器系の所見	S）力が出なくて起き上がれません。 O）終日、ベッド臥床している。 O）入院前は毎朝ラジオ体操をすることが習慣だった。
❺睡眠－休息	睡眠時間、熟眠感、睡眠導入剤使用の有無、日中/休日の過ごし方	S）夜は眠れません。昼間に寝ちゃうからかな。 O）寝付いたのが2時頃。日中よく眠っている。
❻認知－知覚	意識レベル、聴力・視力・味覚、言語障害、記憶障害、認知機能、疼痛状況、不安の有無、表情	S）手術したところが痛いです。痛み止めください。 S）ご飯がまずいです。抗がん剤の副作用かな？ O）昼食はほとんど摂取していない。
❼自己知覚－自己概念	性格、自己イメージ、今後の疾患の見通し	S）私は頑固おやじだと思います。 S）病気になってから、いろんなことが嫌になってしまいました。
❽役割－関係	職業、社会的役割、家族の面会状況、経済状況、キーパーソン、家族構成	O）小学生の兄弟がいる。 O）キーパーソンは夫。
❾性－生殖	性的アイデンティティ、更年期症状の有無、女性であれば最終月経、閉経の有無、妊娠や分娩回数など	O）72歳女性。更年期症状はない。 O）経産婦で2歳の男児がいる。
❿コーピング－ストレス耐性	入院環境・仕事や生活でのストレス状況、ストレス発散方法、病気や治療への対処や認識	S）気分転換の方法はドライブです。 S）隣の人のテレビがうるさくてイライラします。
⓫価値－信念	信仰宗教、意思決定のベースとなる価値観、信念	S）病気になったのは、いままで悪いことしてきたせいですかね。 O）エホバの証人を信仰している。

基本的欲求	主なアセスメント項目	S、Oの記入例
❶正常に呼吸する	呼吸数、肺雑音、呼吸機能、経皮的酸素飽和度、胸部レントゲン、呼吸苦、息切れ、咳・痰、喫煙歴、酸素、吸引、室温、湿度	S)動くと苦しいです。 O)呼吸数15回/分、SpO₂ 96%（室内気）、肺雑音(-) O)2年前に肺気腫と診断され、現在はHOT（在宅酸素療法）を使用している。
❷適切に飲食する	自宅/療養環境での食事(水分含む)摂取量・摂取方法、嗜好品、身長、体重、BMI、必要栄養量、食欲、嚥下機能、口腔内の状態、血液データ(TP、Alb、Hb、TGなど)	S)脂っこいものが好きです。 O)HbA1c 10.2、BMI 27.5 仕事の付き合いで、外食やお酒を飲むことが多い。
❸あらゆる排泄経路から排泄する	排泄回数、性状、量、尿意・便意、IN-OUTバランス、腹部膨満、腸蠕動音、血液データ(BUN、Cr、GFRなど)	S)トイレが近くなるから水分は控えています。 O)1日の水分摂取量約600mL。排尿回数3〜4回/日、濃縮尿(+)
❹身体の位置を動かし、よい姿勢を保持する	ADL、麻痺・骨折の有無、褥瘡の有無、姿勢や体位、安静度、MMT、リハビリテーションの内容	O)車椅子乗車時、おしりにクッションを敷いている。ときどき、座り直しをする様子がみられる。
❺睡眠と休息をとる	自宅/療養環境での睡眠時間・パターン、疼痛・掻痒感の有無、入眠剤の有無、疲労の状態、環境の変化、騒音の有無、ストレス状況	S)睡眠薬を飲むとよく眠れます。 O)21時に睡眠導入剤内服し就寝、5：00頃に目が覚めるとのこと。
❻適切な衣類を選び、着脱する	身だしなみ、嗜好、季節や障害に合わせた服装、衣服着脱の自立度	S)指先が上手く使えなくて、手伝ってもらえる？ O)指先に痺れがあり、上手くボタンをかけられないため更衣を介助した。
❼体温を生理的範囲内に維持する	体温、呼吸数、脈拍数、発汗、食欲、水分出納、脱水の有無、体温に影響を及ぼす要因	S)身体が熱い感じがします。 O)BT38.6℃。熱感あり、やや発汗している。倦怠感がみられる。
❽身体を清潔に保ち、身だしなみを整え、皮膚を保護する	自宅/療養環境での入浴回数・方法、口腔ケア、爪・鼻腔・耳・陰部の状態、清潔行動の自立度、皮膚の状態、易感染性	O)自宅では週3回訪問ヘルパーの介助にて入浴していた。妻は腰が悪く、入浴の介助は困難。 O)口腔内の乾燥が強く、痰がこびりついている。セルフケア困難なため全介助で口腔ケア実施。
❾環境の様々な危険因子を避け、また他人を傷害しないようにする	自宅/療養環境での危険箇所(段差、ルート類)の理解、認知機能、術後せん妄の有無、皮膚損傷の有無、転倒・転落の危険性	S)家に帰らなきゃいかん。 O)深夜2時頃、荷物をまとめて廊下まで出てきていた。点滴ルートは抜けており、刺入部から出血していた。まだ帰れないことを説明しても納得されない様子であった。

⑩自分の感情、欲求、恐怖、気分を表現して他者とコミュニケーションをもつ	表情、言動、性格、家族/医療者との関係性、言語障害の有無、脈拍数の高まり・促迫した呼吸の有無、面会者の来訪の有無	O) 気管切開をしており、発声困難。文字盤を使ってコミュニケーションを図るが、上手く伝えられずにイライラしている。
⑪自分の信仰や善悪の価値観に従って行動する	信仰の有無、価値観・信念、信仰による食事・治療法の制限	S) 自分で納得したうえで抗がん剤治療を受けようと思います。 O) エホバの証人を信仰しており、輸血はできない。
⑫達成感をもたらすような仕事をする	職業、社会的役割、入院・疾患が仕事/役割に与える影響、経済的状況	S) 仕事は忙しいです。でもやりがいはありますね。 O) 営業職で残業も多い。入院のため、仕事を休んでいる。家計への負担が心配な様子。
⑬遊びやレクリエーションに参加する	趣味、休日の過ごし方、余暇活動、入院・療養中の気分転換の方法	S) 趣味は散歩です。犬を飼っているので、毎朝一緒に近くの公園を散歩しています。
⑭学習し、発見し、好奇心を満足させる	発達段階、学習意欲、認知機能、看護計画への参加度	S) 先生の話聞いたけど全然わからなかった。 O) 主治医から今後の治療方法について本人・家族に説明があり、終了後、上記の発言が聞かれた。同席した息子は理解したとのこと。

理論家のおはなし

　本書では有名な看護の理論家として、ゴードンとヘンダーソンとロイを挙げました。しかし、看護の理論家にはもっとたくさん有名な人がいます。例えば、オレムはセルフケア理論を唱えています。人間は自分で自分のことができることを前提とし、自分でできなくなったときに看護の介入が必要になる、と説明しています。この理論の優れているところは、成人だけではなく小児にもスムーズに適応できる点です。

　ほかにも、トラベルビーは人間対人間の看護を唱えています。これは、看護師と患者の関係を、立場ではなく人間と人間の関係として捉え、信頼関係（ラポール）ができることでお互いを受け入れることにつながる、というものです。

　また、独特な理論家であるロジャーズが唱えたホメオダイナミクス*という考え方もあります。

　このように、看護の理論家には様々な人がいます。どんな分野であっても実践に応用できる理論が必ずありますので、興味があれば調べてみるとよいでしょう。

＊**ホメオダイナミクス**　人間（患者）と環境（看護職員）のエネルギーの場のダイナミックな変化の性質を表現したもの。非常に抽象的な概念である。

情報のアセスメント

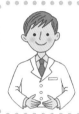 看護過程の第2段階は、情報のアセスメントです。情報のアセスメントは、**情報の解釈・判断**と呼ぶこともありますが、アセスメントのほうが一般的なので、ここではこちらを使用します。患者自身やカルテから収集した情報を解釈していきます。

「情報収集」と「アセスメント」の違い

　「情報収集」は事実の収集であり、「アセスメント」は記入者が考えたことになります。アセスメントの視点は、次のとおりです。

▼アセスメントの視点

❶解釈・分析をする時点において、正常な状態（通常の状態）か、異常な状態（逸脱した状態）か。

❷❶の原因・誘因は何か。

❸この状態が続いた場合、今後どのようなことが予測されるか。

収集した情報をもとにアセスメントをする

　学生はもちろん、臨床の場でも看護記録の書き方が間違っていることが多々あります。特にアセスメントは書き方の間違いが多くみられます。多くみられる間違いの1つが、収集した情報の記載がないのにアセスメントで突然出てくる情報がある、ということです。

　本来は、情報収集をしたうえで、収集した情報の解釈・判断をするという流れになっているはずです。しかし、情報を収集したあと、その情報はおそらく頭の中にあり、突然、アセスメントの記録が出てくるので、記録を読む側としては、「あれ？　こんな情報あったっけ？」と混乱する場面があります。

　看護記録は一貫性と論理的な思考が大事といわれますが、それが欠ける原因の1つが収集した情報の記載漏れです。記録を書き終わったらもう一度読み返してみて、アセスメントに出てくる情報が収集した情報として記載されていなければ、忘れずに追加しておきましょう（p.22に間違った記録の具体例を示しておきます）。

臨床の現場でよくある記録の例

さて、ここでは実際に情報収集とアセスメントの書き方を見てみましょう。次表は臨床の現場でよくある記録の例です。ここではゴードンの機能的健康パターンを用いています。

▼臨床の現場でよくある記録 (ゴードンの機能的健康パターンによる)

パターン	情報	アセスメント
健康知覚－健康管理	58歳、男性 ・急性心筋梗塞で救急搬送 ・高血圧の既往あり ・身長175cm、体重80kg ・BMI 26.1 ・妻 (55歳) と2人暮らし	・身長175cmに対し、体重が80kg、BMI 26.1であり、肥満の状態にあると考える。
	S) ・数か月前から、30分くらい歩くと息切れがあったが、歳のせいだと思い放置していました。 ・お酒は日本酒3合／日 ・喫煙は1日10本、40年ぐらい吸っています。 ・会社の検診で高血圧と診断されたとき、禁煙を試みましたが、1〜2週間でダメでした。 ・いつも朝食は和食で、必ず梅干しを食べています。夜帰ってくると21時頃で、イカの塩辛や揚げ物をつまみに晩酌をするのが大好きです。 ・妻は、塩分が多いことは気になっていたが、夫の好物をついそろえてしまうと発言している。 O) ・入院時の血圧は123/68mmHg ・高血圧のため、ディオバン内服中	・歩行によって心臓に負担がかかり、息切れが出現していたと考える。 ・飲酒量も多く、喫煙歴も長い。高血圧で禁煙を試みているが、持続せず嗜好品の制限が上手にできていない。 ・朝食で梅干しを食べることや、イカの塩辛が好きなことから塩分や脂質過多の食事になっている可能性がある。 ・妻は、夫の好物に塩分が多い食べ物が多いということは自覚しているが、夫のことを思って好物をそろえてしまうと話している。しかし、食生活を改善するためには妻の協力が必要である。 ・血圧は123/68mmHgであり正常範囲といえる。ディオバン内服により血圧のコントロールができていると考える。 ・心筋梗塞再発予防のために、食事指導や普段気を付けることの説明が必要である。

この記録でアセスメント欄に書かれている内容について、赤字の箇所は「情報をまとめたもの」、緑字の箇所は「プラン」になっています。こうした書き方は、臨床の現場でもよくみられますが、誤ったアセスメントの例です。前ページで説明した「アセスメントの視点」に注意して正しく書き直すと、次のようになります。

前表のアセスメント	正しいアセスメントの例
・身長175cmに対し、体重が80kg、BMI26.1であり、肥満の状態にあると考える。	❶肥満の状態であり、嗜好品の制限が上手にできていない。塩分や脂質の多い食事がメインになっており、妻も普段食事をつくる際に夫の好物を提供しがちである。血圧は正常範囲であるが、内服薬に依存していると考える。
・歩行によって心臓に負担がかかり、息切れが出現していたと考える。	
・飲酒量も多く、喫煙歴も長い。高血圧で禁煙を試みているが、持続せず嗜好品の制限が上手にできていない。	❷疾患の成り立ちや成り行き、治療の必要性について十分理解できていないことや、嗜好品の価値観に影響を受け、妻のサポートも十分に得られていないことが要因として考えられる。
・朝食で梅干しを食べることや、イカの塩辛が好きなことから塩分や脂質過多の食事になっている可能性がある。	
・妻は、夫の好物に塩分が多い食べ物が多いということは自覚しているが、夫のことを思って好物をそろえてしまうと話している。しかし、食生活を改善するためには妻の協力が必要である。	❸食事や嗜好品の管理方法を身に付けないと、退院後も管理方法がうまくいかず、病状進行のリスクがある。
・血圧は123/68mmHgであり正常範囲といえる。ディオバン内服により血圧のコントロールができていると考える。	
・心筋梗塞再発予防のために、食事指導や普段気を付けることの説明が必要である。	

▼情報のアセスメントの視点

❶解釈・分析をする時点において、正常な状態（通常の状態）か、異常な状態（逸脱した状態）か。

❷❶の原因・誘因は何か。

❸この状態が続いた場合、今後どのようなことが予測されるか。

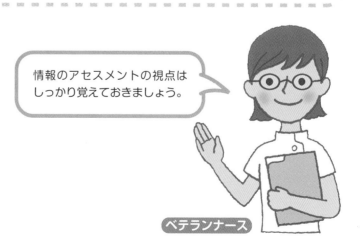

情報のアセスメントの視点は
しっかり覚えておきましょう。

ベテランナース

「〇〇〇〇が必要」と書きたくなったら

情報のアセスメントの際、よく「〇〇〇〇が必要」と書かれていることがあります。「え？　ダメなの？」と思った方は注意してください。これは情報のアセスメントをしていることにはなりません。数多く出版されている看護の参考書にも、このような書き方が示されていることが多いので、間違って覚えてしまっている方も多いと思います。先に示したよくある記録の例（p.22の表）にも、誤った記録として、あえて「〇〇〇〇が必要である」と書いてみました。

さて、こういった誤った書き方から正しいアセスメントに修正するにはどうしたらよいか、以下で説明します。

もし「〇〇〇〇が必要」と書きたくなったら、次のⒶ〜Ⓒのように考えてみましょう。

Ⓐ「どうして必要なのだろう？」と自分に問いかけてみます

「食生活を改善するためには妻の協力が必要」
➡「食事は普段妻がつくっているため」

「食事指導や普段気を付けることの説明が必要」
➡「疾患の成り立ちや成り行き、治療の必要性について十分理解できていないため」

このように考えがまとまったら、青字の部分をアセスメントに入れます。

Ⓑ「なぜこうしたことが起きているのだろう？」と自分に問いかけます

「なぜ食事は普段妻がつくっているのだろう？」
➡「昼間は仕事で、夜も帰ってくるのが遅いため妻がつくっている」

「なぜ、疾患の成り立ちや成り行き、治療の必要性について十分理解できていないのだろう？」
➡「血圧は内服薬でコントロールできており、病気の心配をせず食事や嗜好品にも気を付けていなかったため」

Ⓒ「この状態が続くとどうなるだろう？」と問いかけます

「昼間は仕事で、夜も帰ってくるのが遅いため妻がつくっている」
「血圧は内服薬でコントロールできており、病気の心配をせず食事や嗜好品にも気を付けていなかった」
➡「食事や嗜好品の管理方法を身に付けないと、退院後も管理方法がうまくいかず、病状進行のリスクがある」

このような考え方で進めていくと、p.23の表に示したように、表中の❶「解釈・分析をする時点において、正常な状態か異常な状態か」は「顕在的な問題」につながり、❷「❶の原因・誘因は何か」は「関連因子」に、❸「今後どのようなことが予測されるか」は「潜在的な問題」につながります。

つまり、アセスメントを適切に行うことができれば、問題点はおのずと出てくることになります。

「〇〇〇〇が必要」は、こう書き換える

「〇〇〇〇が必要」の書き換え例を以下にまとめましたので、参考にしてください。

▼「〇〇〇〇が必要」の書き換え例

〇〇〇〇が必要	書き換え例
継続した観察が必要である。	・継続した観察により、〇〇が予防できる。 ・頻回の観察が、〇〇の早期発見と重症化を防ぐことにつながる。
注意する必要がある。	・注意して〇〇することで、□□のリスクが軽減できると考える。 ・(注意しなければならないのは)〇〇の影響が大きい。
注意して〇〇する必要がある。	・〇〇しなければ、□□する可能性がある。
説明する必要がある。	・〇〇について説明し、理解を促すことで□□につながると考える。 ・〇〇に関して丁寧な声かけを心がけることで、□□できると考える。
指導が必要である。	・〇〇に関する知識が不足している(認知機能が低下している)と考えられるため、□□のリスクが高い。

アセスメントの悩み

看護記録は「**SOAP**」で書くのが基本です。この中でもA(アセスメント)が最も難しい部分です。なぜなら、アセスメントにはあなた自身が考えたことを書かなければならないからです。患者さんの様々な情報を組み合わせて、どんなことが原因と考えられるか、今後どのようなリスクがあるのかを考えていかなければなりません。しかし、現場の実際の記録を見ると、かなり適当に書いてあるものも多いことに驚きます。例えば、A(アセスメント)にP(プラン)が入っていたり、AにPまで書いてしまったのでPは空欄のままだったり、ということもあります。これではいけません。

本書でアセスメントの正しいやり方を学び、実際の記録では正しく書くことを意識してみましょう。特に、同じような看護診断名なら同じようなアセスメントになります。数をこなすことで、だんだん何を書けばよいのかわかってきますので、どんどんアセスメントして、アセスメント上手になりましょう。

看護診断

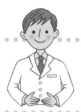

看護過程の第3段階は、看護診断です。看護診断は問題抽出とも呼ばれます。収集した情報の解釈・判断を経て、出てきた問題に名前を付ける段階です。

看護診断とは

看護診断というと難しく聞こえますが、**看護診断**は、アセスメントの結果として明らかになった問題に、名前を付けることです。医師が患者の身体症状や検査データなどをもとに診断した結果、病名を付けるのと同様に、看護師も患者の状態を診て、看護上の問題を判断した結果、診断名を付けます。

医師が診断する「病名」も看護師が診断する「看護診断名」も、標準的な名称は決まっています。例えば、病名は「脳梗塞」や「心筋梗塞」、看護診断名は「睡眠パターン混乱」や「慢性疼痛」といった具合です。名称が決まったら、その問題に対して治療やケアを行っていくという流れになります。

看護診断とNANDA-I

看護診断における診断名は、一般的にNANDAインターナショナルという組織が作成した『NANDA-I 看護診断』という書籍に載っている診断名に基づいて付けられます。ちなみに、『カルペニートの看護診断』や『ゴードンの看護診断』と

いう書籍もありますが、これは『NANDA-I 看護診断』の解説書です。看護診断を正しく理解し、適切に看護実践へ応用できるようにするために書かれました。

看護診断名の付け方

看護診断名の記載例を紹介します。タイトルの部分に看護診断名が入ります。看護診断は、米国で作成された診断名を日本語に翻訳しているので、やや不自然な名称が多くみられます。看護診断は、①タイトル、②定義付け、③指標、④関連するもので構成されています。なお、「関連するも

の」にはリスクがある状態も含まれています。

この中でも①タイトル、②定義付け、③指標はほとんど同じことを表しています。

例えば、辞書で「飛行機」と調べると、

---

①ひこう・き【飛行機】、②航空機の一種、③動力でプロペラを回転、または燃焼ガスの噴射で前方に推進、その間に生ずる揚力を利用して飛行するもの。

と書かれています。①を「タイトル」、②を「定義付け」、③を「指標」と考えるとわかりやすいと思います。

つまり、「タイトル」は問題の名称、「定義付け」はこれをより詳しく端的に説明したもの、「指標」は患者さんから観察できる症状や状態を表します。④関連するものは、看護診断名で表される問題の原因となるものです。

学校によっては、看護診断名を文章で表す場合もあります。その場合は、「③（指標）によって示される④（関連するもの）に関連した①（タイトル）」という表現になります。例えば、「不眠」という診断タイトルがあったとすると、「眠れない状態によって示される同室者のいびきに関連した不眠」というような診断名になります。それぞれの学校や職場に合わせた書き方をしましょう。

▼看護診断の記載例

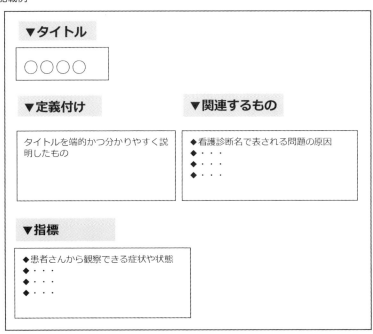

関連図

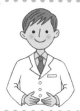

関連図は、患者さんの情報を整理してつながりを把握するために描く図のことです。看護過程の中で必ずしも描かなければいけないわけではないですが、患者さんを取り巻く状況を一目で把握するためには非常に効果的な方法です。

関連図の役割

　学生や新人ナースにありがちなのが、患者さんから得た情報をゴードンの「11の機能的健康パターン」をもとに分類したとしても、情報と情報のつながりがわからず、アセスメントできない！となってしまうことです。

　患者さんの状態を頭の中で上手く整理できない

と、何が問題になっているのかわからなかったり、逆に拾い出した問題が多すぎたり、問題の優先順位が付けられないということもあります。そんなとき、図を描いて矢印でつながりを視覚化してみると、頭の中をスッキリさせることができます。それが関連図の役割です。

関連図の種類

　関連図には大きく分けて2種類あります。それは、「病態関連図」と「全体関連図」です。

●病態関連図

　病態関連図は、主に「病気に関する情報」を図にまとめたものです。例えば、名前、年齢、疾患、既往歴、症状、治療内容、使用薬剤、副作用、検査データ、それらによる生活への障害、その障害に関する看護問題などを図にします。

●全体関連図

　全体関連図は、病態関連図に患者の家族背景や生活習慣、入院による変化などを加えたものです。つまり、全体関連図は病気だけでなく患者さんのすべての情報を図にしたものと考えてください。

病態関連図の描き方

病態関連「図」ということは、図形が使われているということです。丸とか四角とか矢印とかですね。まずは、関連図で使われる図形とその意味についてお教えします。人によって星形であったり、ギザギザマークであったり、ユニークなものを使ったりしますが、きちんとそれぞれの意味が書いてあればどんなものを使ってもよいと思います。しかしながら、ここでは便宜上、一般的なものを例に出します。

● 凡例
(はんれい)

図形の意味を示したものを凡例 (はんれい) といいます。具体的には、次の図のようなものです。関連図では主にこれらの四角形と矢印を使います。

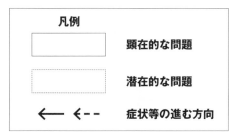

凡例

| | 顕在的な問題 |

| | 潜在的な問題 |

← ← - - 症状等の進む方向

【凡例の意味】

顕在的な問題：いま起こっていること、すでに起こっていること

潜在的な問題：これから起こりうること、リスク

実線の矢印　：顕在的な問題へつながる矢印

点線の矢印　：潜在的な問題へつながる矢印

ほかにも必要に応じて、線を太くしたり、二重線を使ったり、丸を使うなどの工夫をしてもよいと思います。

凡例を「ぼんれい」を読んでしまう間違いが多くありますよ。注意してくださいね。

新人ナース

●病態関連図の描き方

患者さんが抱える疾患を起点にして図を描いていきます。

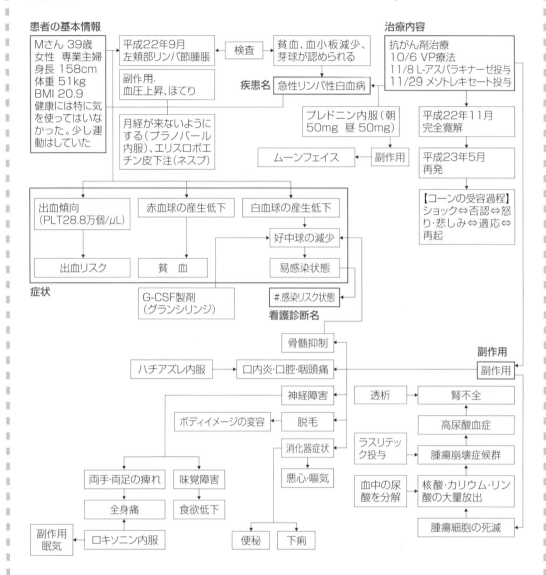

・**疾患名**
患者さんの疾患名を書きます。用紙の上のほうに書きます。

・**患者の基本情報**
患者さんの名前（イニシャルで）、性別、年齢、既往歴を書きます。疾患名の隣（例では左）に書きます。

・**症状**
疾患による症状を書きます。たくさん出てくることが多いので、用紙の下へ向かって幅広く書いていきます。

・**治療内容**
症状に対する治療内容を書きます。使用薬剤や検査データ、薬の副作用などを書いていきます。

・**看護診断名**
最後に、病態から考えられる看護診断名も挙げることができれば挙げましょう。例では、好中球の減少による感染リスク状態を挙げています。

病態関連図を描くときの注意点

病態関連図の描き方に、こうしなければならない！というようなキッチリとした決まりはありません。ここで紹介したのはほんの一例で、著者なりの描き方をまとめただけです。

さらに、病態関連図というのは、1つの疾患についてだけ描けばよいとは限りません。既往歴が多い患者さんであれば、複数の疾患について描く必要があります。例えば、糖尿病や高血圧などは合併している患者さんも多くいますからね。また、このあと全体関連図を描くのであれば、情報を追加していく必要があるので、余白は広めにとっておいたほうがよいでしょう。

全体関連図の描き方

全体関連図（次ページ）に入れる情報は、病態関連図に入れた情報（名前、年齢、疾患、既往歴、症状、治療内容、使用薬剤、副作用、検査データなど）に、家族背景、入院前の生活習慣、生活環境、入院による変化、宗教などを加えたものです。

これらの情報がなぜ必要なのかというと、のちのち感じると思うのですが、関連図を書くことで、アセスメントや看護計画を考える際の思考の整理ができるからです。すなわち、ゴードンの機能的健康パターンに基づくアセスメントやNANDA-I 看護診断をそのまま関連図に組み込めるということです。

次に、実際に全体関連図を見て確かめてみましょう。先の病態関連図と比較するとどう違うのかわかりやすいと思います。

● **病態関連図と全体関連図の比較**

・**水色背景部分**

全体関連図において、水色の背景部分は病態関連図に追加した部分です。
わかりやすくするために水色で塗ってあります。

・**赤枠部分**

全体関連図に追加した内容のうち、上で説明した家族背景や入院前の生活習慣、入院による環境・身体の変化を記載した部分、そして看護診断に対応する部分が赤枠で囲ってあります。

全体関連図を描くときの注意点

基本的には、病態関連図の描き方と変わりません。疾患以外の情報を付け加えていくことで、その人らしさがだんだんと見えてきます。全体関連図では、カルテだけでは収集できない、患者さんと関わって初めて得られる情報が生きてきますよ！

病態関連図に家族背景や生活習慣などを追加し
ていきます。

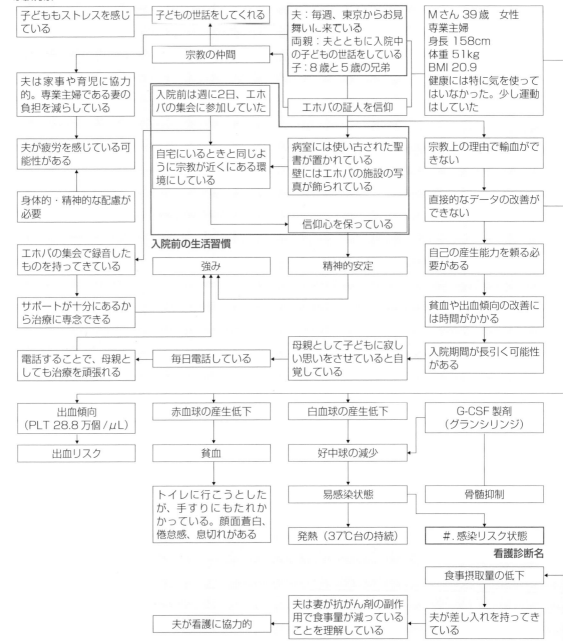

家族背景

子どももストレスを感じている

子どもの世話をしてくれる

夫：毎週、東京からお見舞いに来ている
両親：夫とともに入院中の子どもの世話をしている
子：8歳と5歳の兄弟

Mさん 39歳 女性
専業主婦
身長 158cm
体重 51kg
BMI 20.9
健康には特に気を使ってはいなかった。少し運動はしていた

宗教の仲間

夫は家事や育児に協力的。専業主婦である妻の負担を減らしている

入院前は週に2日、エホバの集会に参加していた

エホバの証人を信仰

夫が疲労を感じている可能性がある

自宅にいるときと同じように宗教が近くにある環境にしている

病室には使い古された聖書が置かれている
壁にはエホバの施設の写真が飾られている

宗教上の理由で輸血ができない

身体的・精神的な配慮が必要

直接的なデータの改善ができない

信仰心を保っている

入院前の生活習慣

エホバの集会で録音したものを持ってきている

強み

精神的安定

自己の産生能力を頼る必要がある

サポートが十分にあるから治療に専念できる

貧血や出血傾向の改善には時間がかかる

電話することで、母親としても治療を頑張れる

毎日電話している

母親として子どもに寂しい思いをさせていると自覚している

入院期間が長引く可能性がある

出血傾向
（PLT 28.8万個/μL）

赤血球の産生低下

白血球の産生低下

G-CSF 製剤
（グランシリンジ）

出血リスク

貧血

好中球の減少

トイレに行こうとしたが、手すりにもたれかかっている。顔面蒼白、倦怠感、息切れがある

易感染状態

骨髄抑制

発熱（37℃台の持続）

#.感染リスク状態

看護診断名

食事摂取量の低下

夫が看護に協力的

夫は妻が抗がん剤の副作用で食事量が減っていることを理解している

夫が差し入れを持ってきている

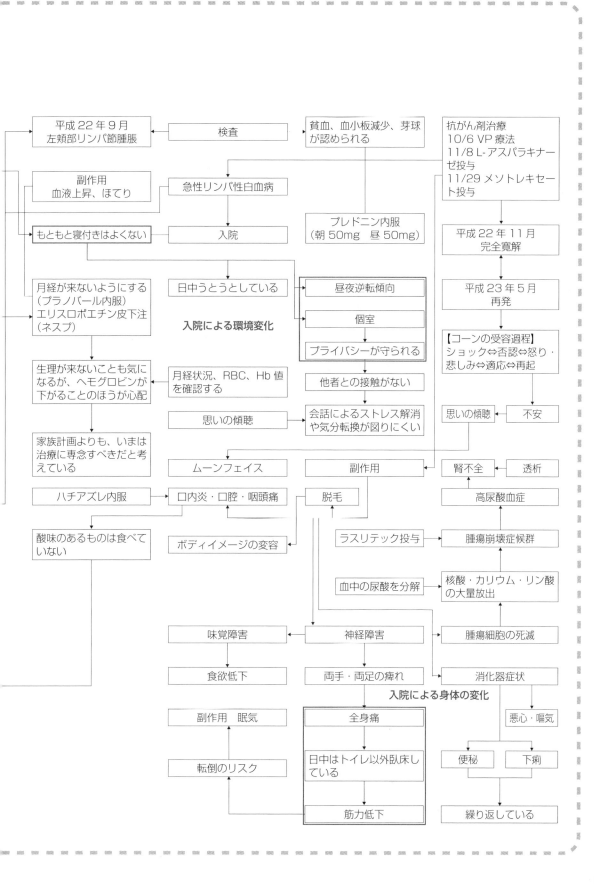

平成 22 年 9 月
左頬部リンパ節腫脹 ← 検査 ← 貧血、血小板減少、芽球が認められる

抗がん剤治療
10/6 VP 療法
11/8 L-アスパラキナーゼ投与
11/29 メソトレキセート投与

副作用
血液上昇、ほてり ← 急性リンパ性白血病

もともと寝付きはよくない ← 入院

プレドニン内服
（朝 50mg　昼 50mg）

平成 22 年 11 月
完全寛解

月経が来ないようにする
（プラノバール内服）
エリスロポエチン皮下注
（ネスプ）

日中うとうとしている

入院による環境変化

昼夜逆転傾向

個室

プライバシーが守られる

平成 23 年 5 月
再発

【コーンの受容過程】
ショック⇔否認⇔怒り・悲しみ⇔適応⇔再起

生理が来ないことも気になるが、ヘモグロビンが下がることのほうが心配

月経状況、RBC、Hb 値を確認する

他者との接触がない

思いの傾聴

会話によるストレス解消や気分転換が図りにくい

思いの傾聴 ← 不安

家族計画よりも、いまは治療に専念すべきだと考えている

ムーンフェイス

副作用

腎不全 ← 透析

ハチアズレ内服 → 口内炎・口腔・咽頭痛

脱毛

高尿酸血症

ラスリテック投与

腫瘍崩壊症候群

酸味のあるものは食べていない

ボディイメージの変容

血中の尿酸を分解

核酸・カリウム・リン酸の大量放出

味覚障害 ← 神経障害 → 腫瘍細胞の死滅

食欲低下

両手・両足の痺れ

消化器症状

入院による身体の変化

副作用　眠気

全身痛

悪心・嘔気

転倒のリスク

日中はトイレ以外臥床している

便秘　下痢

筋力低下

繰り返している

計画立案

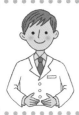

看護過程の第4段階は、計画立案です。第3段階で看護診断を行い、看護診断名を決定しました。次の計画立案では、看護計画というものを作成します。目標を設定し、達成するために患者さんにどのような看護を行っていくのか詳細に記します。

看護計画の立て方

看護計画は主に①看護診断名、②患者目標、③計画の3つで構成されます。看護計画を立てるときに参考になるのが、**標準看護計画**＊というものです。標準看護計画は、看護診断名に対して標準的な目標や計画が書かれているものです。これを参考に、担当する患者さんに合った部分を選択して看護計画に取り入れると、より早く看護計画が作成できます。標準看護計画の例をp.35～36に示します。

●看護診断名

要因というのは、関連因子と同じようなものと考えてもらえれば大丈夫です。p.35の例の場合、看護診断名は「感染リスク状態」ですが、要因を使って「白血球減少に続発する抵抗力の低下に関連した感染リスク状態」とすれば、より具体的な看護診断名になります。

○○（要因）に関連した□□（看護診断名）

●患者目標

患者目標は、**患者さんが主語**になるように書きます。あくまで患者さんがこうあってほしいという視点で考えることが大切です。さらに、患者目標は長期目標（1つ）と短期目標（複数）を立てる場合もあります。短期目標をすべて達成できれば、長期目標も達成できるように書きます。その場合、いつまでに目標を達成できるようにするかを決めておくことも大切です。

●計画

具体的な計画は、O-P＊（観察計画）、T-P＊（ケア計画）、E-P＊（教育計画）に分けて書きます。O-Pは目で見て確認するべきこと、T-Pは実際に患者さんに実施するケアのこと、E-Pは患者さんへの指導や説明を表します。

＊**標準看護計画**　疾患別に看護計画を掲載している書籍もあります。
＊**O-P**　Observational Planの略。
＊**T-P**　Therapeutic Planの略。
＊**E-P**　Educational Planの略。

感染リスク状態

要因

・栄養不良。
・白血球減少に続発する抵抗力の低下。
・侵襲的器具(気管切開、尿道カテーテル、静脈ライン)。
・侵襲的な措置(気管切開、胃瘻増設、静脈ライン、手術部位、骨牽引ピン挿入)。
・便、尿汚染。
・免疫機能不全に続発する易障害性の増加。
・高血糖に続発する宿主抵抗力の低下。
・分娩中の外傷、会陰側切開に続発する細菌の侵入。

患者目標

・免疫についての知識を得て、感染から身を守る。
・感染予防の行動をとる(手洗い、咳嗽、吸入)。
・感染の原因について認識し、感染予防行動をとる。

O-P 観察計画	①体温、脈拍、呼吸、血圧の変化。 ②SpO$_2$の変化。 ③皮膚・粘膜の状態(全身、口腔粘膜、陰部、肛門ほか)。 ④血液検査データ(WBC、好中球、CRP、赤沈)。 ⑤微生物・細菌検査データ。 ⑥喀痰の量・性状。 ⑦ガーゼ汚染の有無(汚染のある場合は性状)。 ⑧創部の状態(発赤、腫脹、熱感、疼痛)。 ⑨チューブ・カテーテル類挿入部位の状態、排液量・性状。 ⑩体位変換の状況。 ⑪易感染となる薬剤の投与の有無(抗がん薬、免疫抑制薬、副腎皮質ステロイドなど)。 ⑫易感染となる器具の使用の有無(人工呼吸器、吸引カテーテル、ネブライザー、気管切開カニューレ、観血的モニタリング)。 ⑬検査所見(X線)。 ⑭喫煙習慣。
T-P ケア計画	①体温、脈拍、呼吸、血圧を測定する。 ②感染の危険性確認のため予測因子をアセスメントする(感染の起こりそうな部位、手術、泌尿生殖系の処置・麻酔)。 ③感染の危険性確認のため予測因子をアセスメントする(人工呼吸器、吸引カテーテル、ネブライザー、気管切開カニューレ、観血的モニタリング)。 ④基礎疾患の状態をアセスメントする。 ⑤入浴を介助する(介護浴槽使用)。 ⑥シャワー浴を介助する(車椅子、輸送車)。 ⑦部分シャワー浴を介助する。 ⑧清拭を介助する。 ⑨洗髪を介助する。 ⑩ベッドサイド上で洗髪を行う。 ⑪手浴を介助する。 ⑫足浴を介助する。 ⑬陰部洗浄、陰部消毒を行う。 ⑭咳嗽を介助する。

T-P ケア計画 （続き）	⑮口腔清拭、吸入を介助する。
	⑯カテーテル・チューブ類の挿入部位や創部の清潔を保持する。
	⑰処置はできるだけ無菌的操作で行う。
	⑱必要時アイソレーションの実施、必要に応じて面会者を制限する。
	⑲環境整備を行う（換気、加湿）。
	⑳栄養・水分の補給を行う。
	㉑高カロリー・高蛋白の摂取を奨励する。
	㉒必要に応じて無菌食にする。
	㉓体位変換、マッサージを行う。
	㉔咳嗽、深呼吸を促す。
	㉕内服薬などを管理する。
E-P 教育計画	①感染予防に関する指導を行う（咳嗽・手洗いの指導、食事内容の指導）。
	②清潔保持、面会制限、手洗い、マスク使用の理由について説明する。
	③カテーテル・チューブ類、創部が清潔に保持できるように指導する。
	④指示された薬は、必ず時間どおりに内服するように指導する。

出典：『看護診断・共同問題による すぐに役立つ標準看護計画 第2版』（松浦正子 編集、照林社、2015年）

個別性のある看護計画の立て方

　標準看護計画はあくまで標準的な計画なので、患者さんの個別性を反映していません。患者さんの個別性を入れるには、より具体的にしていけばよいのです。つまり、標準看護計画に「清拭を介助する」とあれば、いつ（When）、どこで（Where）、誰が（Who）、何を（What）、どのように（How）行うかを入れると具体的になります。例えば「リハビリが終わったあと、病室で患者さんを蒸しタオルで清拭する」というように書けば、個別性が出ます。4W1Hを意識して看護計画を考えてみるとよいです。

看護計画は、「生命に関わる重大な問題➡すでに起こっている問題➡リスク問題」の順に記載するとよいです。

ベテランナース

実施・評価

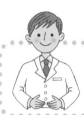

看護過程の第5、第6段階は実施・評価です。看護計画まで立案したら、あとは実施してみて、患者さんの反応や得られた結果を評価します。

実施と評価

看護計画に基づいて看護を実施したら、日々評価をします。評価の視点は次の3つです。

【評価の視点】
①目標の到達度を判定する
②目標の到達度に影響を及ぼした要因を明らかにする
③計画を継続するか、解決とするか、修正するかを決める

①は、「完全に達成」「一部達成」「まったく達成されていない」のいずれかで判定します。「一部達成」の場合は②で達成の促進要因と阻害要因を、「まったく達成されていない」では阻害要因を分析し、③の計画の継続・修正につなげます。

【評価の書き方例】
○○（要因）のため、目標は一部達成したと考える。目標を完全に達成するため、現在の計画を継続とする。

また、できる限り客観的に評価しましょう。「○○をした結果、よさそうだった」などという、書き手の主観が主体となった客観性に欠ける書き方は、記録としては評価できません。

「○○した結果、痛みがなくなったため□□」
「○○した結果、患者より△△という言葉が聞かれたため□□」

などと、事実を具体的に書きます。そして、記載した事実に基づいて、目標が達成できた、また目標や計画の修正が必要などと評価していきます。

医療ドラマでの心静止ピー音のはなし

　医療ドラマを観ていると、実際の現場との違いに「おいおい！　それはないよっ！」といろいろ突っ込みたくなる場面があります。その1つに心電図のピー音があります。

　患者さんの心臓が止まってしまい、心電図がフラットになったとき、「ピー」という音が鳴りますよね。でも、実際のところ心静止のときはピーという音は鳴りません。もっとけたたましく、「ピリリリ！　ピリリリ！　ピリリリ！」と非常に緊迫感のある音が鳴ります。心電図モニター上にはAsystole（エイシストール）という表示も出て心静止ということを知らせます。

　でも、なぜドラマではピー音なのでしょうか？　結論からいうと、理由はわかりませんでした。筆者なりに考えたところ、心電図のフラット波形に効果音をあてるとすると、「ピー」という音の方がしっくりくるような気がします。「ピリリリ！」だと、もっと波打っているような複雑な波形を表すような感じがしますね。

　というわけで、筆者としては、見た目と効果音を合わせるために「ピー」という音が使われているのではないか、という結論に至りました。あくまでも推測なので、間違っていたらすみません。

chapter 2

全身

ここでは、発熱、褥瘡、掻痒感について、症状別の看護過程を見ていきましょう。

発熱

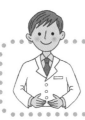

発熱は最も一般的な身体症状です。原因は多岐にわたりますが、身体に何らかの異常があるというサインになります。注意深く見ていきましょう。

見てわかる病態生理

発熱のメカニズムを見てみましょう。

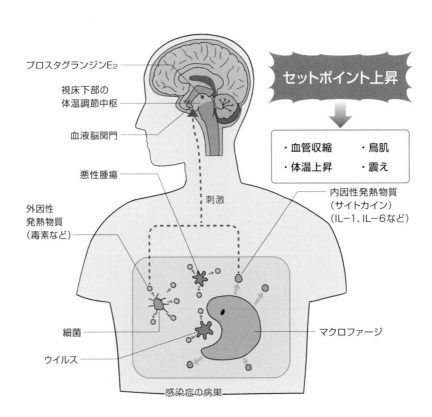

プロスタグランジンE$_2$

視床下部の
体温調節中枢

血液脳関門

悪性腫瘍

刺激

外因性
発熱物質
（毒素など）

細菌

ウイルス

感染症の病巣

マクロファージ

内因性発熱物質
（サイトカイン）
（IL−1、IL−6など）

セットポイント上昇

・血管収縮　　・鳥肌
・体温上昇　　・震え

読んでわかる病態生理

発熱とは、体温が上昇した状態で、一般的に37.0℃以上の状態を指します。視床下部にある体温調整中枢が体温の設定温度（セットポイント）を高く設定することで、体温が高くなります。

● 発熱のメカニズム

発熱の原因は、感染症や悪性腫瘍、アレルギー反応、自己免疫性疾患などです。身体の中に細菌やウイルスが侵入すると、白血球やマクロファージなどの、ウイルスを食べて退治するタイプの免疫細胞（食細胞）が活発になります。そして、これらはインターロイキン1やインターロイキン6という情報伝達の役割を持った蛋白質（サイトカイン）を産み出します。

今回の場合、サイトカインは「感染が起きたぞ！　発熱を起こして病原体を撃退せよ！」という情報を持っています。この情報を体温調節中枢である視床下部に伝達すべく、視床下部へと向かいます。

サイトカインは血液の流れに乗って視床下部へと向かうものの、途中で血液脳関門と呼ばれる門に邪魔をされます。サイトカインは、血液脳関門があると、脳の中へ入ることができません。そのため、サイトカインはプロスタグランジンE2（PGE2）という物質をつくり出します。プロスタグランジンE2であれば、血液脳関門を突破することができるからです。

そして、つくり出されたプロスタグランジンE2が、サイトカインの代わりに視床下部へと向かいます。そして、情報は無事に視床下部に伝達され、視床下部は身体の各器官に、体温を上げる（セットポイントを上昇させる）よう指令を出します。指令は主に交感神経と運動神経を通して身体の各器官に送られます。

原因・要因（高体温も含む）

病態因子

● 機械的刺激
　◎ 視床下部の体温調節中枢が障害される。
　　脳出血、脳腫瘍、頭蓋底骨折
　◎ 交感神経系の障害
　　脊髄損傷
● 化学的刺激（内因性発熱物質産生によるもの）
　感染（細菌、ウイルス）、自己免疫疾患（膠原病）、悪性腫瘍、梗塞、アレルギー疾患、甲状腺ホルモンなどの異常。
● 不明熱（fever of unknown origin：FUO）
　発熱が3週間以上続き、1週間に及ぶ検査をしても原因が不明の発熱をいう。

治癒因子

● 化学療法
　・抗悪性腫瘍薬：副作用である骨髄抑制（白血球減少）に伴う感染によって起こる。
　・インターフェロン：インターフェロン自体が内因性発熱物質であるため、視床下部を刺激する。
● 放射線療法
　副作用である骨髄抑制に伴う感染や放射線照射部位の局所の炎症によって起こる。
● 手術侵襲と全身麻酔
　全身麻酔覚醒時、悪寒・戦慄を伴い発熱がみられることがある。これは、全身麻酔により体温中枢が麻痺し、体温低下を起こす。この状態で覚醒させると、体温中枢の機能が復活し悪寒・戦慄とともに発熱が起こる。また、手術侵襲による細胞の破壊は発熱物質を産生する。
● 薬物過敏症

状況因子

● 精神的刺激
　興奮状態などの場合、大脳皮質の影響で視床下部が刺激され、熱産生が増加する。
● 高温環境（熱中症）、脱水
　体温の放散が障害されたため、体温が上昇する。

出典：『根拠がわかる症状別看護過程　改訂第3版』（関口恵子・北川さなえ編、大澤健司、小沼茂子：発熱. p.258. 南江堂、2016年）

交感神経では、皮膚の血管収縮、鳥肌（皮膚の毛穴を閉じる）などの熱放散を抑える活動により体温が上昇します。

運動神経では、筋肉を震わせるなどの熱産生を促す活動により体温が上昇します。

体温が上昇すると、病原体の増殖が抑制され、免疫系も活性化されるため、原因疾患を抑える働きをすると考えられています。

●随伴症状

患者の訴え：身体が暑い、だるい、汗がよく出る、寒気がするなど。

身体所見：悪寒、シバリング、心拍数・脈拍数の増加、顔面紅潮、発汗など。

精神症状：意識障害、口渇。

●検査方法

血液一般検査：白血球、好中球、CRP、赤沈など。

細菌培養：喀痰、尿、便、血液、髄液など。

単純X線検査：全身のX線検査、CT、MRIなど。

●治療方法

・薬物療法

解熱薬としては、通常、非ステロイド性抗炎症薬（NSAIDs）を用います。NSAIDsのなかでも、特にアセトアミノフェン（商品名：カロナール）が比較的安全で、使用されることが多いです。

▼非ステロイド性抗炎症薬（NSAIDs）の例

一般名	主な商品名	薬の作用機序	副作用
ロキソプロフェンナトリウム水和物	ロキソニン	シクロオキシゲナーゼを抑制し、プロスタグランジンE_2（PGE_2）産生を抑制する。	胃潰瘍、血小板機能低下（カロナール以外）、アスピリン喘息など。
イブプロフェン	ブルフェン		
ジクロフェナクナトリウム	ボルタレン		
アセトアミノフェン	カロナール		

・クーリング（冷罨法）

太い動脈が近くを通る体表面（腋窩や鼠径部、頸部など）を冷やすことが、体温を下げるのに効果的といわれています。

体温をBTやKTと略すことがあります。BTはBody Temperature（英語）、KTはKörpertemperatur（ドイツ語）で、どちらも同じ意味です。

ベテランナース

根拠がわかる看護のキホン

ポイント 苦痛の軽減

・クーリング（冷罨法）

　対症療法として、クーリングを実施します。寒冷刺激により、発熱による不快感や倦怠感を軽減させ、安楽を与える効果も期待されます。

・薬物療法

　解熱剤の使用により、発熱による苦痛を軽減できます。ただし、解熱剤は強制的に体温を下げるため、免疫力が低下したり、原因疾患の特定が遅れたり、消化管の損傷を招いたりすることがあるため、乱用には注意が必要です。

ポイント 安楽な環境を整える

・安静の保持

　高熱時は基礎代謝が約50％上昇することもあり、体力の消耗が激しいため、安静にしてエネルギーの消耗を最小限にする必要があります。

・環境調整

　室温や掛け物、寝衣などは、状況に応じて快適な温度が保てるように適宜、調整が必要です。また、高熱や脱水により意識がもうろうとすることがあるため、ベッドサイドに不要なものを置かないなど、転倒対策をすることも大切です。

・食事や水分の補給

　高熱時は蛋白質の燃焼率が上がりエネルギー産生が高まります。不足すると糖質や脂肪の燃焼も増えるため、栄養不足により体重減少に陥る可能性があります。そのため、高カロリーで蛋白質の多いものを患者さんの好みに合わせて摂取してもらうことが望ましいです。また、発汗や不感蒸泄により水分・塩分が不足する可能性もあります。水分と電解質の補給も忘れないようにしましょう。

ポイント 感染予防

・清潔保持

　高熱により、口腔内が乾燥したり、栄養状態の低下に伴い免疫力が低下したりするため、口腔内の感染が生じやすくなります。そのため、口腔ケアが大切です。皮膚も同様に発汗による不快感を取り除き、皮膚トラブルの発生を防ぐために、清拭や入浴による清潔ケアが必要です。

事例でわかる看護展開

発熱の事例を見てみましょう。

▼事例1

- ・患　者：49歳 女性
- ・主　訴：来院1週間前からの悪寒、倦怠感、前日からの動悸および胸部圧迫感。
- ・現病歴：来院7日前に悪寒、倦怠感、軽度の乾性咳嗽が出現。近医を受診しアジスロマイシンと総合感冒薬が処方されたが、症状の改善を認めなかった。その後、動悸、胸部圧迫感、前胸部痛、呼吸困難も出現したためにA病院救急部を受診。肺炎球菌性肺炎と診断され入院となる。
- ・入院時所見：体温 39.8℃、血圧 159/71mmHg、脈拍 47/分、SpO2 86%（Room air）、呼吸回数 52回/分、胸部X線で右上葉および下葉に陰影を認め、肺炎球菌尿中抗原陽性である。

・血液検査およびその他データ：

CBC		Chemistry		Serology	
WBC	32,500 /μL	TP	6.1 g/dL	CRP	43.38 mg/dL
RBC	441×10^4 /μL	Alb	2.2 g/dL		
Hb	13.4 g/dL	Glu	116 mg/dL	Urinary antigen	
Ht	38.2 %	BUN	13 mg/dL	S.*pneumoniac*: positive	
Plt	33.6×10^4 /μL	CRE	0.75 mg/dL	L.*pneumophila*: negative	
		Na	138 mEq/L		
ABG (mask 3L、RR：52)		K	4.1 mEq/L		
pH	7.482	Cl	101 mEq/L		
PaO$_2$	67 Torr	Ca	8.3 mg/dL		
PaCO$_2$	28.5 Torr	T-Bil	0.5 mg/dL		
HCO$_3$$^-$	21.3 mEq/L	AS	131 IU/L		
BE	–2 mEq/L	ALT	85 IU/L		
A-aDO2	125 Torr	ALP	473 IU/L		
		LDH	550 IU/L		
		γ-GTP	103 IU/L		
		CPK	12 IU/L		

・治　療：ペニシリン系の抗菌薬の投与、補液。

●**アセスメント**

アセスメント例を見てみましょう。

▼アセスメント

パターン	情報	アセスメント
健康知覚－健康管理	49歳、女性 ・1週間前から悪寒、倦怠感、動悸、胸部圧迫感あり ・肺炎球菌性肺炎と診断され入院 ・体温 39.8℃、血圧 159/71mmHg、脈拍 47/分、SpO$_2$86%(Room air)、呼吸回数 52回/分 ・胸部X線で右上葉および下葉に陰影あり ・Ht 38.2%、BUN 13mg/dL、Na 138mEq/L、K4.1mEq/L ・肺炎球菌尿中抗原陽性	・検査データ上、入院時において低栄養、脱水はみられていない。発熱の持続や不感蒸泄の増加、さらに食欲も低下しており、水分や食事摂取量が少なくなることから、脱水をきたす可能性が高い。
	S) ・1週間くらい前から寒気やだるさ、咳が出るようになりました。胸が圧迫されるような感じもあります。 ・呼吸がえらくて苦しいです。 ・身体も熱い感じがします。 ・ご飯はあまり食べていません。水分もあまり摂れていません。	・脱水によって、せん妄などの意識障害を合併するリスクが高まる可能性がある。水分摂取量や食事摂取量が少ないことが要因として考えられる。 ・クーリングや解熱剤で体温を下げることが苦痛緩和には有効と考える。
	O) ・汗がにじんでいる。 ・頻呼吸であり苦悶表情である。 ・胸を押さえている。	・酸素化不良の状態であり、呼吸が上手くできていない。酸素投与や安楽な体位ができていないことが要因として考えられる。このままでは、呼吸苦症状が悪化するリスクがある。

●**看護診断名**

#. 肺炎球菌性肺炎による炎症に関連した高体温

●**看護計画**

看護計画の例を見てみましょう。

▼看護計画

看護診断名	
#. 肺炎球菌性肺炎による炎症に関連した高体温	
長期目標	体温が37.0℃未満になる。
短期目標	・発熱に伴う体力の消耗を最小限にすることができる。 ・感染の予防行動がとれる。 ・必要なカロリーや水分が摂取できる。

看護実践

O-P (Observational Plan)

1. バイタルサイン、熱型と程度
2. 随伴症状の有無
   (悪寒、戦慄、皮膚蒼白、顔面紅潮、発汗、倦怠感、食欲低下、心拍数や脈拍数の増加、呼吸数の増加、口渇、尿量減少)
3. 脱水症状の有無、水分摂取量、食事摂取量、尿量
   ➡根拠：脱水になると、血圧低下や意識障害、ショックに陥ることがある。そのため、早期発見が重要。
4. 検査データ (WBC、CRP、電解質、各種細菌検査、X線写真)
5. 解熱剤投与後の循環動態の変動
   ➡根拠：座薬などの急激に熱を下げる薬剤は副作用も強いため、血圧低下などに注意が必要。
6. 呼吸器症状 (咳嗽、喀痰、咽頭痛、胸痛) の有無
7. 消化器症状 (腹痛、下痢、悪心、嘔吐) の有無
   ➡根拠：脱水による電解質バランス異常から消化器症状が出現する可能性がある。
8. 脳神経症状 (頭痛、意識障害、髄膜刺激症状) の有無
9. 循環器症状 (動機、息切れ) の有無
   ➡根拠：呼吸困難からくる低酸素や二酸化炭素の蓄積による活気のなさ、混乱、意識障害、痙攣などに注意する。

T-P (Therapeutic Plan)

1. 熱発時の医師の指示を確認後、対応を行う。
2. クーリングの実施。
   ➡根拠：熱 (低温) の伝導によって血液が冷却される表在性の動脈 (頸動脈、腋窩動脈、大腿動脈) を冷やすと効果が高い。
3. 安静の保持、安楽な体位の工夫。
4. 室温の調節、衣類、掛け物の調節。
5. 随伴症状に伴い低下したニードに対する援助 (保清・保温・排泄時の援助など)。
6. 水分補給を促し、指示の補液、薬物療法の管理を行う。
7. 水分・食事摂取ができるような形態の考慮。
8. 口腔内の清潔を保つ。
   ➡根拠：喀痰に含まれる細菌や口腔内の細菌が体内に入る危険性を減らす。

E-P (Educational Plan)

1. 発熱が持続しているときは、脱水を予防するため水分補給が必要であることを説明する。
2. 清潔の必要性について説明する。
3. 発熱による身体の不調があれば教えてほしいと説明する。
   ➡根拠：説明することで、こまめな水分補給やうがいなどができる。口渇感がなくても、身体の水分量が少ないことがある。そのため、脱水により身体にどのような症状が起こるのか具体的に説明することで、予防につなげることができる。

● **実施・評価のポイント**

・発熱を抑え、安静にすることが必要だが、発熱以外にも全身状態を把握し、看護ケアにつなげていくことが重要。

・発汗や不感蒸泄による脱水に注意し、水分補給や清潔保持に努める。

・発熱の有無だけではなく、苦痛症状が軽減しているか、発汗や尿量が適切かについても評価が必要。

発熱を侮ってはいけません。発熱は食欲低下や安楽障害などQOLの低下につながります。いろんな視点から考えていきましょう。

先輩ナース

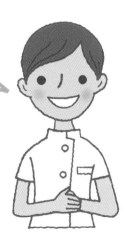

事例1の関連図

発熱の関連図を見てみましょう。

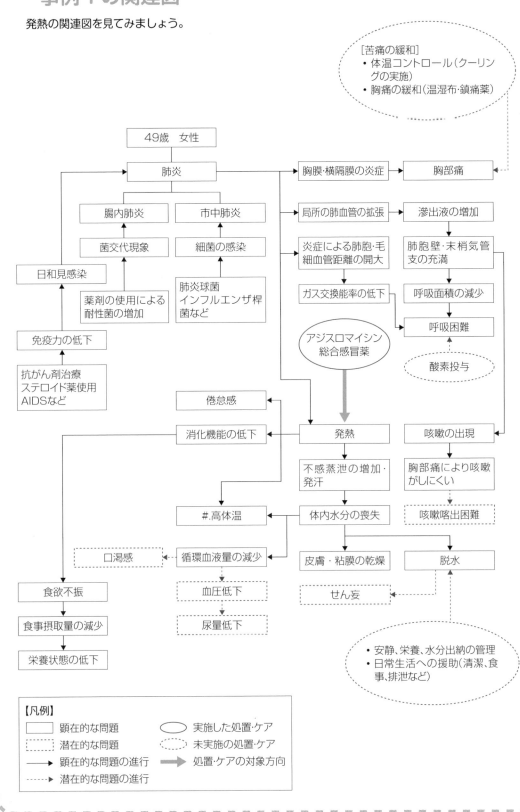

[苦痛の緩和]
• 体温コントロール（クーリングの実施）
• 胸痛の緩和（温湿布・鎮痛薬）

49歳　女性

肺炎

腸内肺炎　　市中肺炎

菌交代現象　　細菌の感染

日和見感染

薬剤の使用による耐性菌の増加

肺炎球菌インフルエンザ桿菌など

免疫力の低下

抗がん剤治療ステロイド薬使用AIDSなど

胸膜・横隔膜の炎症　　胸部痛

局所の肺血管の拡張　　滲出液の増加

炎症による肺胞・毛細血管距離の開大　　肺胞壁・末梢気管支の充満

ガス交換能率の低下　　呼吸面積の減少

アジスロマイシン総合感冒薬

呼吸困難

酸素投与

倦怠感

消化機能の低下　　発熱　　咳嗽の出現

不感蒸泄の増加・発汗　　胸部痛により咳嗽がしにくい

#.高体温　　体内水分の喪失　　咳嗽喀出困難

口渇感　　循環血液量の減少　　皮膚・粘膜の乾燥　　脱水

食欲不振

血圧低下　　せん妄

食事摂取量の減少

尿量低下

栄養状態の低下

• 安静、栄養、水分出納の管理
• 日常生活への援助（清潔、食事、排泄など）

【凡例】
□ 顕在的な問題　　○ 実施した処置・ケア
┈ 潜在的な問題　　◌ 未実施の処置・ケア
→ 顕在的な問題の進行　　⇒ 処置・ケアの対象方向
┈➤ 潜在的な問題の進行

褥瘡

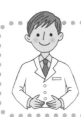

褥瘡ができたら看護師の恥、と昔はいわれたそうです。褥瘡はそれほど身近な症状です。ここでは、看護と切っても切れない関係にある褥瘡について勉強していきましょう。

見てわかる病態生理

褥瘡ができるメカニズムを見てみましょう。

▼褥瘡のしくみ

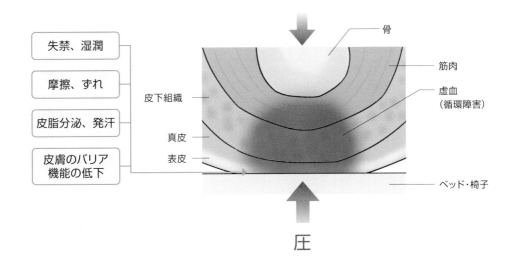

失禁、湿潤

摩擦、ずれ

皮脂分泌、発汗

皮膚のバリア機能の低下

皮下組織

真皮

表皮

骨

筋肉

虚血（循環障害）

ベッド・椅子

圧

読んでわかる病態生理

　褥瘡とは、一般的に「床ずれ」と呼ばれます。骨突出部など局所的に同一部位が長時間にわたって圧迫されることで、局所の循環障害が起こり、その領域の細胞が損傷・壊死します。このような結果できた皮膚損傷を褥瘡と呼びます。

●褥瘡出現のメカニズム

　血管は身体の臓器だけではなく、皮膚にも酸素や栄養を運んでいます。皮膚に酸素や栄養を送っている毛細血管が、外部から圧迫され循環障害を起こすと、皮膚やその近辺にある皮下組織と筋肉にも酸素や栄養が届かなくなります。その状態が長く続くと、それらの組織の細胞が損傷し、最後には壊死してしまいます。

●褥瘡の好発部位

　褥瘡ができやすい部位は、主に骨が突出している部位です。骨とベッドやイスで挟まれる部分に圧迫が起こりやすいからです（下図参照）。

▼褥瘡の好発部位

仰臥位

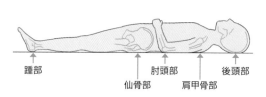

踵部　肘頭部　後頭部
仙骨部　肩甲骨部

側臥位

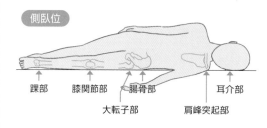

踝部　膝関節部　腸骨部　耳介部
大転子部　肩峰突起部

腹臥位

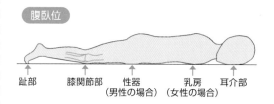

趾部　膝関節部　性器　乳房　耳介部
（男性の場合）（女性の場合）

坐位

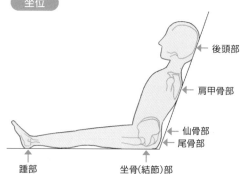

後頭部
肩甲骨部
仙骨部
尾骨部
踵部　坐骨（結節）部

車椅子坐位

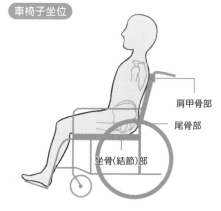

肩甲骨部
尾骨部
坐骨（結節）部

● 褥瘡発生の誘因

褥瘡ができやすい状態は次の2つです。**栄養状態の低下**と**皮膚の湿潤**です。

・栄養状態の低下

栄養状態が低下すると、身体は筋肉や脂肪組織を消費してエネルギーとして利用するため、筋肉や脂肪組織が減少し、骨が突出して褥瘡の発生リスクが高まります。さらに、すでにある褥瘡の治癒も遅くなります。

・皮膚の湿潤

皮膚が常に湿っていると、皮膚が弱くなり褥瘡ができやすくなります。湿潤な皮膚は摩擦による損傷や科学的刺激（尿や便を長時間放置するとアルカリ性になる）を受けやすくなっています。汗をかきやすい人、オムツをしている人、拘縮・変形で皮膚同士が密着した状態の人などは、皮膚を乾燥した状態にしておくことが難しく、褥瘡の危険が高くなります。

・感染リスク

褥瘡により、皮膚や筋肉組織が破壊され壊死に至ると、さらに細菌感染は拡大し、化膿性骨髄炎、化膿性関節炎、敗血症を起こすことがあります。

● 随伴症状

患者の訴え：痛い、痒い、ひりひりするなど。

身体所見：皮膚の発赤・びらん・潰瘍・水疱、（感染すると）発熱、発汗、頻脈など。

精神症状：睡眠障害、安楽障害、活動意欲低下など。

● 検査方法

褥瘡の評価：日本褥瘡学会により開発されたDESIGN-R®分類（p.52の表参照）が使われることが多いです。重症度が高いほど高得点となり、点数が減少すれば改善していることを示します。評価方法は、軽度の場合はアルファベットの小文字、重度の場合は大文字を使います。順にアルファベットと点数を書き、最後に：（合計点）を記します。

▼DESIGN-R®の表記例

$D_点 – E_点 S_点 I_点 G_点 N_点 P_点 : 合計 _{(点)}$

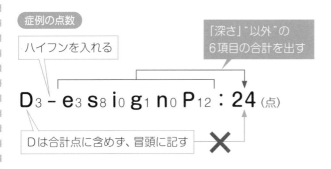

症例の点数

ハイフンを入れる

「深さ"以外"の6項目の合計を出す

$D_3 – e_3 s_8 i_0 g_1 n_0 P_{12} : 24 _{(点)}$

Dは合計点に含めず、冒頭に記す　✕

▼DESIGN-R® による褥瘡の評価表

カルテ番号 (　　　　　)
患者氏名　(　　　　　　) 　月日 | / | / | / | / | / | / |

Depth	深さ	創内の一番深い部分で評価し、改善に伴い創底が浅くなった場合、これと相応の深さとして評価する								
d	0	皮膚損傷・発赤なし	D	3	皮下組織までの損傷					
	1	持続する発赤		4	皮下組織を超える損傷					
	2	真皮までの損傷		5	関節腔、体腔に至る損傷					
				U	深さ判定が不能の場合					

Exudate	浸出液									
e	0	なし	E	6	多量：1日2回以上のドレッシング交換を要する					
	1	少量：毎日のドレッシング交換を要しない								
	3	中等量：1日1回のドレッシング交換を要する								

Size	大きさ	皮膚損傷範囲を測定：[長径 (cm) ×長径と直交する最大径 (cm)] *3								
s	0	皮膚損傷なし	S	15	100以上					
	3	4未満								
	6	4以上　16未満								
	8	16以上　36未満								
	9	36以上　64未満								
	12	64以上　100未満								

Inflammation/Infection	炎症 / 感染									
i	0	局所の炎症徴候なし	I	3	局所の明らかな感染徴候あり (炎症徴候、膿、悪臭など)					
	1	局所の炎症徴候あり (創周囲の発赤、腫脹、熱感、疼痛)		9	全身的影響あり (発熱など)					

Granulation	肉芽組織									
g	0	治癒あるいは創が浅いため肉芽形成の評価ができない	G	4	良性肉芽が創面の10%以上50%未満を占める					
	1	良性肉芽が創面の90%以上を占める		5	良性肉芽が創面の10%未満を占める					
	3	良性肉芽が創面の50%以上90%未満を占める		6	良性肉芽がまったく形成されない					

Necrotic tissue	壊死組織	混在している場合は全体的に多い病態をもって評価する								
n	0	壊死組織なし	N	3	軟らかい壊死組織あり					
				6	硬く厚い密着した壊死組織あり					

Pocket	ポケット	毎回同じ体位で、ポケット全周 (潰瘍面も含め) [長径 (cm) ×短径*1 (cm)] から潰瘍の大きさを差し引いたもの								
p	0	ポケットなし	P	6	4未満					
				9	4以上16未満					
				12	16以上36未満					
				24	36以上					

部位 [仙骨部、坐骨部、大転子部、踵骨部、その他 (　　)]　　　合計*2

＊1：“短径”とは“長径と直交する最大径”である
＊2：深さ (Depth：d.D) の得点は合計には加えない
＊3：持続する発赤の場合も皮膚損傷に準じて評価する

©日本褥瘡学会/2013
http://www.jspu.org/jpn/info/pdf/design-r.pdf

・血液一般検査

　栄養状態を把握するため、総蛋白 (TP)、血清アルブミン (Alb)、血糖、ヘモグロビン (Hb)、ヘマトクリット値 (Ht) などを見ます。

・感染症

　褥瘡部分から感染がないか細菌検査をし、感染が疑われる場合は、抗菌薬治療をします。

● 治療方法

・除圧と体圧分散

　除圧のために体位変換は2時間以内ごとに行うのが望ましいです。また、坐位や車椅子乗車時は、自分でできる患者さんの場合は座り直しや姿勢調整を勧めます。自分でできない患者さんの場合は介助します。体圧分散のためには、エアマットや体圧分散寝具を活用するのがよいです。

・皮膚の適度な保湿

　褥瘡の治療は、昔は乾燥させる治療が一般的でしたが、現在は湿潤状態を保つことによって治癒が促進されるといわれています。多くの場合、白色ワセリンなどの外用薬を塗って、ガーゼやドレッシング材で保護する方法がとられます。

・スキンケア

　褥瘡部分からの感染リスクを減らすために、入浴やシャワーで洗浄するとよいです。温熱刺激は皮下組織の血流をよくする効果もあり、回復が促進されます。

➕ 根拠がわかる看護のキホン

ポイント 除圧と清潔ケア

・除圧と摩擦

　褥瘡の原因となっている圧迫と摩擦によるズレを軽減することが最も重要です。適切な体圧分散寝具やマットレスの使用、定期的な体位変換や坐位では座り直しを行うことでかなりの効果が見込めます。

・清潔ケア

　失禁による汚染や皮膚の脆弱化は褥瘡を悪化させます。そのため、創傷は水道水や生理食塩水で洗浄し、清潔にしたうえで湿潤状態を保つことが大切です。それによって、褥瘡治癒の促進が図れます。

事例でわかる看護展開

褥瘡の事例を見てみましょう。

▼事例2

- ・患　者：73歳 女性
- ・主　訴：左大腿骨頸部骨折にて入院中の患者。疼痛のため、自力体位変換困難であり、同一体位でいることが多かったため、仙骨部に褥瘡形成した。
- ・現病歴：高齢の夫と2人暮らし。自宅で階段から降りてきたところ、途中で踏み外し転落。左大腿に強い痛みを感じたため、救急搬送された。レントゲンの結果、左大腿骨頸部骨折と診断された。保存療法にて対応していたが、疼痛のため自力体位変換困難であり、仰臥位でいることが多くあった。その結果、仙骨部に1cm×2cm程度の褥瘡が形成された。
- ・所　見：身長145cm、体重33.8kg、体温37.2℃、血圧143/77mmHg、脈拍88/分、SpO₂ 95%(Room air)、呼吸回数22回/分、排泄：オムツ内失禁、食事：セッティングにて自己摂取可能、体位変換・保清：全介助
- ・血液検査およびその他データ：
    TP 5.8mg/dL、アルブミン3.4g/dL、CRP 8.6mg/dL、WBC 9000/μL、RBC 387万/μL、Hb 10.0g/L、Ht 40.1%
- ・治　療：体圧分散マットを使用し2時間ごとの体位変換介助、仙骨部はワセリンを塗布しガーゼで保護。

●アセスメント

アセスメントの例を見てみましょう。

▼アセスメント

パターン	情報	アセスメント
栄養－代謝	73歳、女性 ・左大腿骨頸部骨折にて自力体位変換困難 ・同一部位の長時間圧迫により、仙骨部に1cm×2cmの褥瘡形成 ・食欲不振、オムツ内失禁 ・身長145cm、体重33.8kg (BMI：16.08) ・TP 5.8mg/dL、アルブミン3.4g/dL、CRP 8.6mg/dL、WBC 9000/μL、RBC 387万/μL、Hb 8.8g/L、Ht 40.1% S) ・足が痛くて動かせないです。 ・ゆっくりやってね。 ・お尻が痛いです。 ・ご飯は梅干しを付けて食べています。おかずはあまり食べていないですね。	・検査データ上、低栄養と感染が確認できる。(※診断根拠：TP<6.7mg/dL、アルブミン<4.0g/dL、CRP>0.3mg/dL、BMI 16.8) ・食欲不振のため低体重であり、かなり痩せている。骨突出部位に褥瘡を形成しやすいと考えられる。除圧と栄養補給により褥瘡の発生と悪化の予防につながると考える。 ・疼痛により、自力での体位変換が困難になっている。同一体位で過ごすことが多いことや、失禁により皮膚が湿潤しやすく皮膚の脆弱化リスクがある。また、長時間排泄物が皮膚に触れていると、褥瘡部位から感染が拡大することも考えられる。

パターン	情報	アセスメント
栄養－ 代謝	○) ・DESIGN-R分類では、 　d2-e3s3i1g1n0p0：8（点） ・浸出液がみられる。	・経口から栄養摂取ができるような食事形態を検討し、疼痛を軽減しながらできる体位変換の方法を習得することができれば、免疫力の増加と自力での除圧につながると考える。

※アセスメントには診断根拠などの説明は不要だが、低栄養・感染と判断した根拠として記載した。

● 看護診断名

#.大腿骨頸部骨折による疼痛と活動性低下による不十分な除圧に関連した皮膚統合性障害

● 看護計画

　看護計画の例を見てみましょう。

▼看護計画

看護診断名
#. 大腿骨頸部骨折による疼痛と活動性低下による不十分な除圧に関連した皮膚統合性障害

長期目標	褥瘡が治癒する。
短期目標	・褥瘡が1cm×2cmよりも大きくならない。 ・自力での除圧行動がとれる。 ・創部が清浄化される。

看護実践

O-P (Observational Plan)

1. バイタルサイン（体温、脈拍、血圧、経皮的酸素飽和度）の測定
2. 皮膚の状態（トラブルの有無・部位・程度、発赤、びらん、乾燥、湿潤）
3. 知覚麻痺の有無
　➡根拠：長時間同一部位を圧迫していると、局所的に感覚が麻痺するため褥瘡形成しやすくなる。
4. 排便・尿失禁の状態
　➡根拠：オムツ内で失禁した状態が長時間続くと、皮膚の浸軟による脆弱化と感染リスクが高まるため。
5. 寝具・寝衣のしわの有無
6. 食事状況（食事・水分摂取量、食事形態、食欲、補食の有無）
　➡根拠：食事摂取量を観察し、必要に応じてできるだけ摂取しやすいようなメニューや食形態に変更するようにする。
7. ADLの状況、意識レベル
8. 検査データ
　（Alb: 4.0g/dL以上、Hb: 10g/dL以上、TP: 6.7g/dL以上が望ましい）
9. DESIGN-R分類による褥瘡評価
　➡根拠：定期的に評価することで、誰から見ても同じ基準で褥瘡の治癒状況が経時的に確認できる。

T-P (Therapeutic Plan)

1. 体位変換を2時間ごとに行う。
2. Dr指示の処置を行う。
　➡根拠：皮膚や粘膜の乾燥がある場合、皮膚の脆弱化から褥瘡発生リスクが高まる。ワセリンなどを使って適度な保湿をすることが主流となっている。
3. 身体の清潔を保つ。

4. 患者のADL状況に合わせて、マットの選択をする。
   ➡根拠：マットは体圧分散マットやエアマットなど、患者の体重やADL状況に合わせて選択する。
5. 尿・便失禁が続く場合は、パターンを把握し長時間排泄物が皮膚にあたらないようにする。
6. シーツや寝衣のしわをのばす。
   ➡根拠：リネンや寝衣のしわが皮膚に密着すると、体圧がうまく分散されずに局所的な褥瘡形成につながる。
7. 汚染した寝具や衣類・オムツは早期に交換し皮膚の浸潤を防ぐ。

E-P (Educational Plan)
1. PTと連携し、疼痛をコントロールしながら自力で体位変換する方法を指導する。
2. 清潔を保つ必要性について説明する。
3. 適度な水分補給を行い、皮膚の乾燥を防ぐように説明する。
   ➡根拠：他職種（この事例の場合は理学療法士：PT）と連携し、患者指導と病棟での継続実施につなげていくことも看護師の大切な役割です。

● **実施・評価のポイント**
・自力での体位変換と除圧、摩擦やズレの軽減ができているか観察していく。
・定期的にDESIGN分類で褥瘡の評価をする。
・低栄養の改善のため、食形態の変更や補食などを用いて低栄養の改善が図れるか検討する。

事例2の関連図

褥瘡の関連図を見てみましょう。

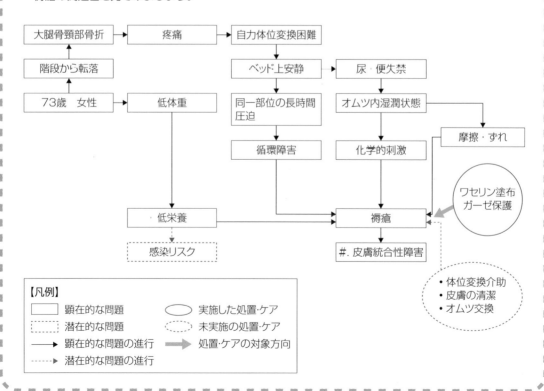

【凡例】
- ▢ 顕在的な問題
- ◯ 実施した処置・ケア
- ⬚ 潜在的な問題
- ◌ 未実施の処置・ケア
- ⟶ 顕在的な問題の進行
- ⟹ 処置・ケアの対象方向
- ⤍ 潜在的な問題の進行

掻痒感
そ う よ う

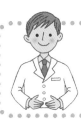
痒みは皮膚や粘膜に感じる不快な感覚で、本人以外はわからないものです。ここでは、不快な痒みに対してどう看護すればよいのか一緒に学んでいきましょう。

見てわかる病態生理

　掻痒感が発生するメカニズムを見てみましょう。

▼掻痒感のしくみ

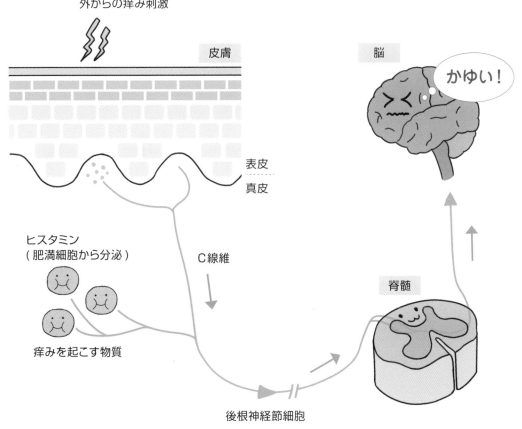

読んでわかる病態生理

掻痒感とは、一般的に「痒み」と呼ばれる症状です。皮膚を掻きたいという欲求を伴う不快な感覚です。痛みと同様に患者さん本人にしかわからない症状であり、他者には伝わりにくいこともあります。

掻痒感の強さによっては不眠や食欲不振など日常生活でのQOLの低下を招くことがあり、掻痒感への対処は重要です。

● 掻痒感のメカニズム

掻痒感には末梢性と中枢性の2種類があります。

・末梢性の掻痒感

痒みを伝える神経（C線維）の末端は表皮と真皮の間に存在します。皮膚の表面が外界から刺激を受けたり、身体の中でアレルギー反応が起こったりすると、痒みを起こす物質が放出されます。それには、皮膚に存在する肥満細胞と呼ばれる細胞から分泌されるヒスタミンが関係しています。ヒスタミンがC線維を刺激することによって、その情報が大脳皮質へ伝わると、脳が「痒み」として認識します。

・中枢性の掻痒感

脳内や血液中にμオピオイドやカンナビノイドなどの生体オピオイドが増加すると、「痒み」が生じるといわれています。基礎疾患に慢性腎不全、胆汁うっ滞性肝障害、血液疾患、内臓悪性腫瘍などを有している場合が多いです。

● 随伴症状

患者の訴え：掻痒感のある部位、時期、程度など。
身体面：食欲不振、不眠、皮膚からの出血、掻破部分からの感染など。
精神面：不快感、イライラ感、集中力低下、うつなど。

● 検査方法

皮膚の状態：掻破痕の有無、皮膚の症状（乾燥、湿疹、発赤、腫脹など）。
基礎疾患：末梢性の掻痒感ではない場合は、基礎疾患による中枢性の掻痒感の可能性もある。

● 治療方法

局所的な掻痒感なのか全身に及ぶ掻痒感なのか判断し、外用薬と内服、抗ヒスタミン薬とステロイドを使い分けていきます。

・抗ヒスタミン薬

非鎮静性の抗ヒスタミン薬が第一選択になります。例えば、フェキソフェナジン塩酸塩（アレグラ®）、エピナスチン塩酸塩（アレジオン®）レボセチリジン塩酸塩（ザイザル®）などがあります。

・ステロイド外用薬

皮膚が炎症を起こしている場合にはステロイド外用薬を用います。ヒドロコルチゾン（オイラックスH®）、ベタメタゾン吉草酸エステル（リンデロン-V®）、ジフルプレドナート（マイザー®）などがあります。ステロイド外用薬の長期使用は、皮膚の萎縮や毛細血管の拡張などの副作用が生じるので注意が必要です。

ステロイドの代表的な局所的副作用には、以下のようなものがあります。

▼ステロイドの主な局所的副作用

局所的副作用	主な症状
皮膚萎縮	皮膚が薄くなり、弱くなる。
毛細血管の拡張	皮膚の毛細血管が太くなり、透けて見えたり、周囲と比べて赤く見えたりする。
色素脱失	メラニン色素が少なくなり、皮膚が白っぽくなる。
多毛	産毛が太くなる。
ステロイドざ瘡	ニキビができる。
皮膚の真菌感染	水虫やカンジダなどのカビが付きやすくなる。

根拠がわかる看護のキホン

ポイント 観察と誘因の除去

・皮膚の観察

まず、患者さんが掻痒感を訴える部位の観察を行います。掻破痕がないか、何か症状(乾燥、湿疹、発赤、腫脹など)が出ていないかを観察します。

・随伴症状の有無

局所的に痒みがあるのか身体全体が痒いのか、また、いつ頃からどの程度痒いのかを確認します。また、不眠や食欲不振、集中力低下などの症状がないか確認します。

・誘因の除去

患者さんの生活スタイルを把握し、誘因となるものがあれば除去します。お酒や香辛料などの刺激物は身体を温め、痒みが増すため避けるように指導します。また、皮膚の保清や乾燥予防のため、清潔ケアの方法や保湿についても指導します。

・治療薬の適切な使用

内服や軟膏などの治療薬が処方されていれば、適切に使用できるよう用法と容量について確認します。

事例でわかる看護展開

掻痒感の事例を見てみましょう。

▼事例3

・患　者：生後10か月 男児

・主　訴：生後4か月でアトピー性皮膚炎(AD)と診断されたが、母親がステロイド外用薬を自己中断し、重症アトピー性皮膚炎となった。

・現病歴：4か月健診で全身の湿疹ならびに体重増加不良を指摘され前医を受診。アトピー性皮膚炎(atopic dermatitis：AD)の診断にてステロイド外用薬による治療を開始した。しかし母親のステロイドに対する抵抗感から治療を自己中断。その後、母の知人の勧めで別病院を受診し代替医療による治療が開始された。生後8か月時に体重増加傾向なく、重症AD(Objective SCORAD 74)ならびに著明なるい痩を認めA病院に紹介受診。同日入院となる。

・所　見：来院時活気不良、活動性低下あり、身長65.3cm(－2.1SD)、体重4.95kg(－3.65SD)、頭囲42.3cm(－1.65SD)と成長障害を認め、精神運動発達に関しても寝返り、座位保持不可であり、人見知りせず喃語を発するのみと約6か月相当の発達であった。皮膚の乾燥もみられる。

・血液検査およびその他データ：
　　　　低Alb血症、電解質異常を認めた。

・治　療：入院時よりADに対しステロイド外用による治療を開始。同時に母への教育も含めた栄養状態の是正を図った。

▼アセスメント

パターン	情報	アセスメント
健康知覚－健康管理	生後10か月、男児 ・重症アトピー性皮膚炎 ・母親がステロイドに対する抵抗感から外用薬を自己中断した ・るい痩、成長障害 ・身長 65.3cm、体重 4.95kg、頭囲42.3cm ・寝返り、座位保持不可であり、生後6か月相当の発育 ・低Alb血症、電解質異常	検査データ上、低栄養が考えられる。（※診断根拠：低Alb血症、身長65.3cm〈−2.1SD〉、体重4.95kg〈−3.65SD〉、頭囲42.3cm〈−1.65SD〉）
	S) ・ステロイドは副作用が怖いので使うのをやめちゃいました。 ・子どもは勝手に育つでしょ。 ・泣いてばかりいて、あんまりミルクを飲まない。離乳食はまだあまり食べていない。 O) ・赤ちゃんの全身の皮膚に発赤と乾燥がみられる。 ・持参薬の中にステロイド軟膏はない。 ・赤ちゃんが泣いているときにミルクをあげているが、なかなか飲んでくれていない。	・ミルクが十分に飲めていないのは、患児の機嫌によるものもあるが、掻痒感による不快によってミルクが飲めていない可能性もある。 また、生後10か月では通常、離乳食も摂取している時期であるが、あまり食べておらず、このままの状態が続けば、さらなる低栄養につながる可能性がある。母親に栄養不足の是正の必要性と食事教育をすることで、患児の食事の改善につながると考えられる。 ・アトピー性皮膚炎の掻痒感はアレルゲンとの接触が原因である。ステロイドの使用を拒否しているため、患児の皮膚状態の改善ができていないと考えられる。 ・母親にステロイドの適切な使用方法と副作用リスクについて正しい知識と理解を促すことで、適切な使用ができると考える。

※アセスメントには診断根拠などの説明は不要だが、低栄養・感染と判断した根拠として記載した。

● **看護診断名**

#.アレルゲンとの接触による刺激とステロイドの自己中断による掻痒感に関連した安楽障害

●看護計画

看護計画の例を見てみましょう。

▼看護計画

看護診断名	
#.アレルゲンとの接触による刺激とステロイドの自己中断による掻痒感に関連した安楽障害	
長期目標	掻痒感が軽減する。
短期目標	・ステロイドの適切な使用ができる。 ・皮膚に新たな掻破痕が生じない。

看護実践

O-P (Observational Plan)

1. 表情、動作
2. 掻痒感の増悪因子
3. 皮膚の状態 (トラブルの有無・部位・程度、発赤、びらん、乾燥、掻破痕)
4. 日常生活行動 (生活のリズム、生活環境の清潔、入浴の方法、衣類の素材など)
5. 睡眠状態
6. 家族の支援
    ➡根拠：小児の場合は両親の支援が重要となる。身体的・心理的な苦痛がないかコミュニケーションを図っていく必要がある。
7. 治療処置に対する患者・家族の受け止め
    ➡根拠：ステロイド外用薬の適正使用ができれば、患児の皮膚状態も改善すると考えられる。患児の状態と治療内容を受容し、ステロイドに対する抵抗を減らしていく。
8. 検査データ
    (Alb、TP、Na、K、血清IgE、炎症所見など)
9. 身体計測 (頭囲、身長、体重)

T-P (Therapeutic Plan)

1. 皮膚の刺激物を除去する。
2. Dr指示の処置を行う。
    ➡根拠：皮膚や粘膜の乾燥がある場合、皮膚の掻痒感の原因になります。ワセリンなどを使って適度な保湿をします。また、指示内容を確認し、ステロイド外用薬を使用します。
3. 身体の清潔を保つ。
4. 家族の気分転換が図れるように援助する。

E-P (Educational Plan)

1. 薬剤師と連携し、掻痒感を軽減する薬物療法について指導する。
2. 栄養士と連携し、児の月齢と身体の状態に合った食事指導を行う。
3. ステロイドに対する効果や副作用について心配なことがあれば言ってくださいと説明する。
    ➡根拠：他職種 (この事例の場合は薬剤師や栄養士) と連携し、家族指導と病棟での継続実施につなげていくことも看護師の大切な役割です。

●実施・評価のポイント

・児は掻痒感の訴えができないため、泣いたり掻いたりしていないか観察することで掻痒感の有無を判断する。

・食事摂取量も定期的に観察し、身体計測も併せて行うことで栄養状態の評価を行う。

・ステロイド外用薬の適切な利用ができているか、皮膚の改善状況の経過を見て評価する。

事例3の関連図

掻痒感の関連図を見てみましょう。

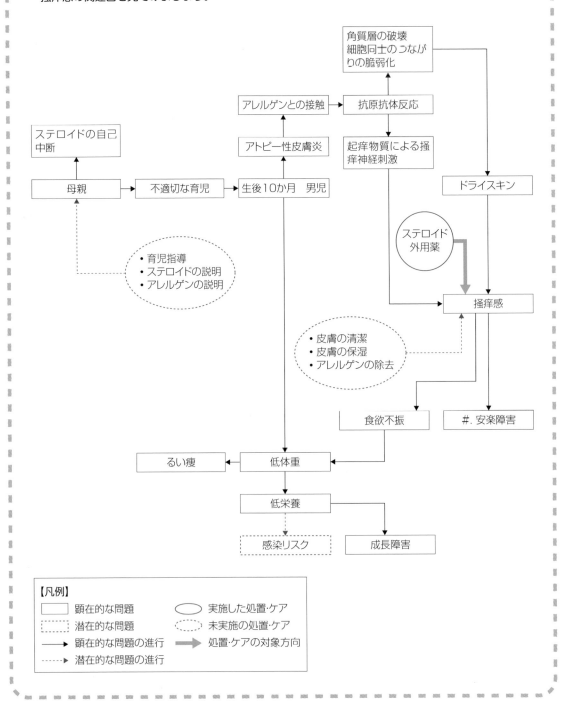

【凡例】
□ 顕在的な問題	○ 実施した処置・ケア
┌╌┐ 潜在的な問題	╭╌╮ 未実施の処置・ケア
⟶ 顕在的な問題の進行	⟹ 処置・ケアの対象方向
╌╌▶ 潜在的な問題の進行	

chapter 3

呼吸

呼吸困難、咳嗽・喀痰について、症状別の看護過程を見ていきましょう。

呼吸困難

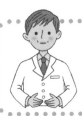

呼吸の異常は患者さんに大きな不安を与えるとともに、生命の危機に直結することもあります。ここでは、呼吸困難を訴える患者さんの看護について学びましょう。

✚ 見てわかる病態生理

呼吸困難のメカニズムを見てみましょう。

▼呼吸困難のしくみ

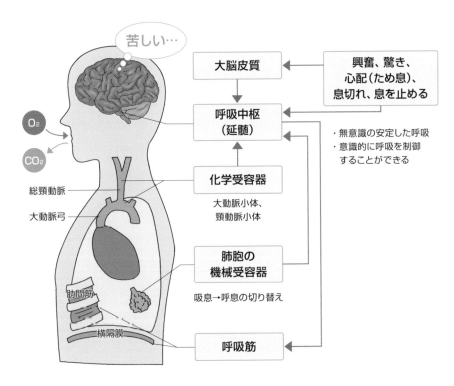

読んでわかる病態生理

呼吸困難とは、呼吸の際に苦痛や不快感を生じる状態、または呼吸をするために努力が必要な状態のことをいいます。呼吸困難は自覚症状であるため、患者本人が呼吸苦の状態に慣れてしまうこともあり、他覚的に判断することが難しい場合もあります。

呼吸困難は感覚であるため、痛みや痒みのような感覚と同様に、外的刺激が感覚受容器➡求心性神経路➡大脳皮質の特定領域という経路で伝えられ、呼吸困難という特異的な感覚が発生すると考えられています。

呼吸困難の発生機序は諸説あり、そのメカニズムは完全には明らかにされてはいません。現時点で有力な説の1つに、中枢－末梢ミスマッチ説（または、出力－再入力ミスマッチ説）というものがあります。

●中枢-末梢ミスマッチ説

中枢－末梢ミスマッチ説とは、呼吸中枢から呼吸筋への運動指令（出力）と受容器から入ってくる求心性の情報（入力）との間に、乖離（かいり）またはミスマッチが存在する場合に呼吸困難が発生する、という説です。

呼吸調節は、延髄を中心とする脳幹部の呼吸中枢で行われ、延髄を介して横隔膜や肋間筋などの呼吸筋に情報が伝わり、呼吸運動を引き起こします。肺が取り込んだ酸素や排出した二酸化炭素の量が十分な量かどうかは、受容器で感知し、その情報は、呼吸中枢へ送られます。

受容器は主に延髄や大動脈小体、頸動脈小体にある$PaCO_2$、PaO_2、pHを感知する化学受容器と、肺や気道などにある呼吸運動を感知する機械受容器の2種類があります。呼吸中枢はこれらの受容器から情報を受け取り、呼吸筋に伝えて呼吸のリズムを形成します。

呼吸中枢では、出した運動指令と入ってきた求心性の情報を見比べ、乖離やミスマッチが起こった際にその情報を大脳皮質感覚野に送ることで呼吸困難を感じるとされています。

つまり、「ある一定量の換気を起こそうと運動指令を出し呼吸筋が活動したにもかかわらず、活動に見合っただけの変化が機械的・化学的にみられなかったとき」と「かなり運動指令を出さないと呼吸中枢が求めている機械的・化学的変化が得られないとき」に呼吸困難が生じるということになります。

▼中枢-末梢ミスマッチ説

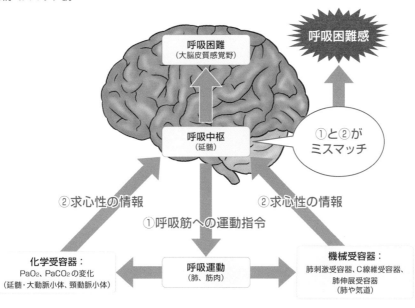

● 随伴症状

患者の訴え：苦しい、呼吸がつらい、酸素が足りないなど。

呼吸器による影響：咳嗽、喀痰、喘鳴、起坐呼吸など。

循環器による影響：チアノーゼ、頻脈、胸痛、四肢冷感など。

● 検査方法

生理検査・検体検査

動脈血ガス分析：動脈血を採取して、その中に含まれる酸素や二酸化炭素、pHなどの測定をすることで呼吸不全の状態や程度を判断する方法。

血液検査：白血球やCRPから炎症反応を調べ、Hbの値から貧血の状態を調べる方法。

胸部X線検査：いわゆるレントゲン検査であり、胸部にX線を照射して陰影により身体の異常を調べる方法。

胸部CT検査：身体の一部を多方向からX線照射し、身体の断面図を映し出して調べる方法。

心電図検査：身体に電極を装着し、心臓の電気的な運動を調べて狭心症や心筋梗塞などの心疾患がないか調べる方法。

● 指標分類

・ヒュー・ジョーンズの呼吸困難度分類

呼吸困難を客観的に評価するために、ヒュー・ジョーンズの分類が使われることがあります。

▼ヒュー・ジョーンズ分類

Ⅰ度	同年齢の健常者とほとんど同様の労作ができ、歩行、階段昇降も健常者並みにできる。
Ⅱ度	同年齢の健常者とほとんど同様の労作ができるが、坂、階段の昇降は健常者並みにはできない。
Ⅲ度	平地でさえ健常者並みには歩けないが、自分のペースでなら1マイル（1.6km）以上歩くことができる。
Ⅳ度	休みながらでなければ50ヤード（約46m）も歩けない。
Ⅴ度	会話、着物の着脱にも息切れを自覚する。息切れのため外出できない。

● 治療方法

・緊急度が高い場合

治療の原則は、呼吸困難の原因となっている疾患の治療です。ただし、窒息や気胸など緊急度の高い状況では呼吸ができる状態の確保が必要なため、緊急処置として、気管切開や異物の除去、脱気、酸素投与、必要に応じて人工呼吸器の装着などが行われます。

・緊急度がそれほど高くない場合

前述のとおり緊急度がそれほど高くない場合は、原因疾患の治療として安静療法や薬物療法などが行われます。呼吸困難を生じる疾患として、気管支喘息、慢性閉塞性肺疾患、過換気症候群、間質性肺炎などがあります。

根拠がわかる看護のキホン

ポイント 緊急度によって対処方法を変える

・緊急度が高い場合

まずは気道確保が一番大切です。気管切開や異物除去など医師の処置が必要な場合は、必要な物品の準備などをします。

・呼吸困難の緩和

緊急度が高くなく、慢性的な呼吸困難の場合はその緩和のために、体位の調整や呼吸方法の指導を行います。坐位やファウラー位は横隔膜の位置が下がり、呼吸のしやすい体位です。また、呼吸法では腹式呼吸や口すぼめ呼吸の指導をすることで、酸素を効率よく取り入れる呼吸ができます。

事例でわかる看護展開

呼吸困難の事例を見てみましょう。

▼事例4

- 患　者：71歳 男性
- 主　訴：10日ほど前に37度台の発熱がみられた。その後、途中で休まなければ家の階段が上れなくなり、痰の量も増え、本日38.4℃の発熱と呼吸困難が生じたため受診した。
- 現病歴：6年ほど前から歩道橋の階段を昇るときに息切れがしていた。喫煙習慣あり、1日30本、約50年間タバコを吸っていた。10日ほど前に37℃台の発熱があったため、市販の感冒薬を服用したところいったん解熱した。しかし、その後、途中で休まなければ家の階段を上れなくなり、痰の量も増え、本日38.4℃の発熱と呼吸困難を自覚するようになったため、A病院を受診した。肺炎と慢性閉塞性肺疾患と診断され、治療目的で入院となる。
- 所　見：身長 159cm、体重 40kg、BMI 15.8、体温 38.0℃(入院時)、血圧 141/72mmHg、脈拍 86/分(整)、呼吸数 10回/分(安静時、呼気延長)、SpO_2 88%(安静時、室内気下)、呼吸音：肺胞呼吸音減弱、心雑音聴取せず、ほかには異常なし。
- 血液検査およびその他データ：

白血球11.0×10^3/μL	GOT 25 IU/L	Na 136 mEq/L
赤血球4.28×10^6/μL	GPT 14 IU/L	K 4.1 mEq/L
Hb 13.3 g/dL	γ-GPT 22 IU/L	CK 99 IU/L
Plt 30.8×10^4/μL	ALP 215 IU/L	CRP 6.3 mg/dL
生化学：TP 7.7 g/dL	T-Bil 0.2 mg/dL	SpO_2 88%（室内気下）
Alb 3.9 g/dL	BUN 10 mg/dL	
LDH 173 IU/L	Cr 0.6 mg/dL	

【胸部X】・肺膨張像 (O)　横隔膜の平坦化、骨後腔の拡大、滴状心

【心電図】・洞調律　HR 81/min、ST-T 変化なし、P波の増高なし

【呼吸機能検査】・肺活量 (VC)：2.54 L↓ (%VC：72%)

・1秒量 (FEV1)：0.91 L (O)

・1秒率 (FEV1%)：50% (O)↓

・治　療：去痰薬（フドステイン錠200mg 3Tab）と長時間作用型抗コリン薬（スピリーバ吸入薬）の投与。肺炎のため抗生剤治療実施。禁煙指導と呼吸リハビリテーション（口すぼめ呼吸などの呼吸訓練、運動療法、体位排痰法など）の実施。在宅酸素療法(HOT)の導入を検討した。

● アセスメント

アセスメントの例を見てみましょう。

▼アセスメント

パターン	情報	アセスメント
活動－運動	71歳、男性 ・慢性閉塞性肺疾患 ・喫煙習慣あり（1日30本、約50年間） ・身長 159cm、体重40kg（BMI 15.8）、体温 38.0℃、血圧 141/72mmHg、脈拍 86/分（整）、呼吸数 10回/分（安静時、呼気延長）、呼吸音：肺胞呼吸音減弱 ・痰の増加、呼吸困難あり ・CRP 6.3mg/dL、WBC 11000/μL	・長期の喫煙により肺の気腫性変化があり、肺の換気機能が低下した状態が常態化していたと考えられる（※診断根拠：1秒率<70%、肺の過膨張像）。今回、そこに肺炎を合併したため呼吸困難の急性増悪を生じたと考えられる。禁煙指導と生活指導をしなければ、今後さらなる呼吸状態の悪化が考えられる。
	S) ・6年ほど前から歩道橋の階段を上るときに息切れがしていた。 ・10日ほど前に37℃台の発熱があったため、市販の感冒薬を服用したところ解熱した。 ・最近は途中で休まなければ家の階段を上れなくなった。これからの生活が不安。 ・痰も増えて、今朝は38.4℃の熱が出た。 ・呼吸はちょっとつらい。	・安静状態において室内気下では、低酸素状態となっており、生体機能に必要な酸素量が確保できていないと考えらえる。呼吸苦症状は軽度であり、慢性的に低酸素状態であったため呼吸苦を感じにくくなっていることが要因である。肺炎の悪化や痰の貯留により低酸素状態の増悪リスクがある。また、低酸素状態改善のために、酸素投与が必要であるが、高濃度ではCO_2ナルコーシスを引き起こすリスクがある。
	O) ・喫煙習慣（30本/日を約50年間）ブリンクマンの喫煙指数 ＝30本/日×50年間＝1500（重喫煙者） ・意識レベルはクリア。 ・室内気下で安静時、SpO_2 88%である。呼吸苦症状は軽度。	・在宅復帰のためには自宅での酸素吸入が必要であり、在宅酸素療法（HOT）の導入について説明し、使う場面や使用方法を専門の業者を交えて一緒に考えていかなければ、自宅での生活に対する不安は軽減しないと考える。

※アセスメントには診断根拠などの説明は不要だが、肺の換気機能が低下したと判断した根拠として記載した。

● 看護診断名

#.慢性閉塞性肺疾患による換気状態の悪化、肺炎による痰の貯留に関連したガス交換障害

●看護計画

看護計画の例を見てみましょう。

▼看護計画

看護診断名	
#.慢性閉塞性肺疾患による換気状態の悪化、肺炎による痰の貯留に関連したガス交換障害	
長期目標	有効な呼吸ができ、肺における換気が改善される。
短期目標	・呼吸苦症状が軽減したと患者が訴える。 ・呼吸困難による不安が減少する。

看護実践

O-P (Observational Plan)

1. バイタルサイン (体温、脈拍、血圧、経皮的酸素飽和度) の測定
2. 呼吸状態(回数、リズム、深さ、胸郭の動き、肺音聴取)
3. 安静時、労作時の呼吸困難の有無と程度 (息切れ、鼻翼呼吸、チアノーゼ、爪・粘膜の色の変化、ヒュー・ジョーンズ分類)
4. 喀痰の量・性状、咳嗽、喘鳴の有無
   ➡根拠：痰の貯留は窒息につながるため、痰の性状や咳嗽、喘鳴などの症状から痰が貯留していないか判断する。
5. 意識状態、神経症状 (意識レベル、瞳孔径、対光反射)
6. CO$_2$ナルコーシス症状 (頭痛、傾眠、不穏、混乱、顔面紅潮、発汗、血圧上昇、意識レベルの低下) の有無
7. 低酸素血症症状 (低血圧、チアノーゼ、冷感、頻脈) の有無
8. 生理検査 (胸部X線、肺機能検査：1秒率、1秒量)
   ➡根拠：1秒率が70%未満で閉塞性障害と診断される。また、1秒量が1.2Lまで減少すると、呼吸機能低下のために日常生活を送ることが困難になる。
9. 検体検査 (動脈血ガス分析、CRP、WBC、Hb)

T-P (Therapeutic Plan)

1. 医師の指示による酸素吸入とその管理、調整。
2. 心身の安静、安楽な体位の援助。
   ➡根拠：肺の換気面積や運動面積を増大させるため、体位調整は重要。起坐位では横隔膜の圧迫を取り除き、ファウラー位では腹部の緊張をとり呼吸を楽にする。
3. 医師の指示による薬物 (気管支拡張剤、抗生物質、ステロイド剤など) の確実投与、点滴管理。
   ➡根拠：気管支拡張薬やステロイド剤は副作用に注意する。
4. 喀痰の喀出 (医師の指示による吸入、体位ドレナージ、必要時吸引、水分摂取を適宜援助)。
5. 効果的な呼吸訓練 (リラックスしゆったりとした呼吸、口すぼめ呼吸、腹式呼吸、呼吸筋ストレッチ体操の指導と実施)。
6. 環境整備、室温管理、煙やほこりで咳を誘発させないようにする。
7. 換気を行い、空気を清浄に保つ。
8. 不安緩和。
   ➡根拠：呼吸苦症状は死の不安につながります。患者の訴えや不安に耳を傾け、安楽な呼吸ができるよう援助します。

1. 処置の必要性を説明する。
2. 安楽な体位、有効な排痰・咳嗽方法の説明。
　➡根拠：他職種（この事例の場合は理学療法士）と連携し、安楽な呼吸の仕方や排痰援助の方法を一緒に検討し指導することも大切。
3. 呼吸困難が強いときは、安静を保つ必要性を説明する。
4. 在宅酸素療法（HOT）の使用方法の指導。
5. 禁煙指導。
　➡根拠：喫煙は喀痰の増加を招くため、どうやったら禁煙が続けられるか一緒に考えていくことも大切。

●**実施・評価のポイント**

・痰の喀出と吸引による気道浄化で呼吸困難の改善を図ることができたか評価していく。

・慢性的な低酸素状態であるが、適切な酸素吸入によりCO_2ナルコーシスになることなく、酸素化の改善が図れたか評価していく。

・安楽な体位や、効果的な排痰方法について指導し、呼吸苦症状があるときに実践できているか評価していく。

血液ガス分析のおはなし

　血液ガス分析とは、血中に溶けている気体（酸素や二酸化炭素など）の量を調べる検査です。PaO_2、SaO_2、$PaCO_2$、HCO_3^-、pHがよくみられる項目です。血液ガス分析でわかることは、①酸素化、②換気、③代謝（腎機能）、④酸塩基平衡の4つです。

　酸素化はPaO_2で評価します。臨床では、パルスオキシメーターで測定する値（SpO_2）を用いることもあります。PaO_2が低い場合は、低酸素状態が疑われます。

　換気は$PaCO_2$で評価します。呼吸不全などにより、呼吸状態が障害されるとCO_2の排泄が阻害され、$PaCO_2$の値が上昇し、高二酸化炭素血症となることがあります。

　代謝（腎機能）はHCO_3^-、酸塩基平衡はpHで評価します。pHは$PaCO_2$とHCO_3^-によって調節されています。pHの異常には次の4つがあります。❶呼吸性アシドーシス、❷代謝性アシドーシス、❸呼吸性アルカローシス、❹代謝性アルカローシスです。これらは患者さんの全身状態や血液ガスのデータなどを見ながら、アセスメントしていきます。

　血液ガス分析を難しいと思う看護師は少なくありません。まずは用語の意味とどういう状態なのか知ることから始めましょう。

事例4の関連図

呼吸困難の関連図を見てみましょう。

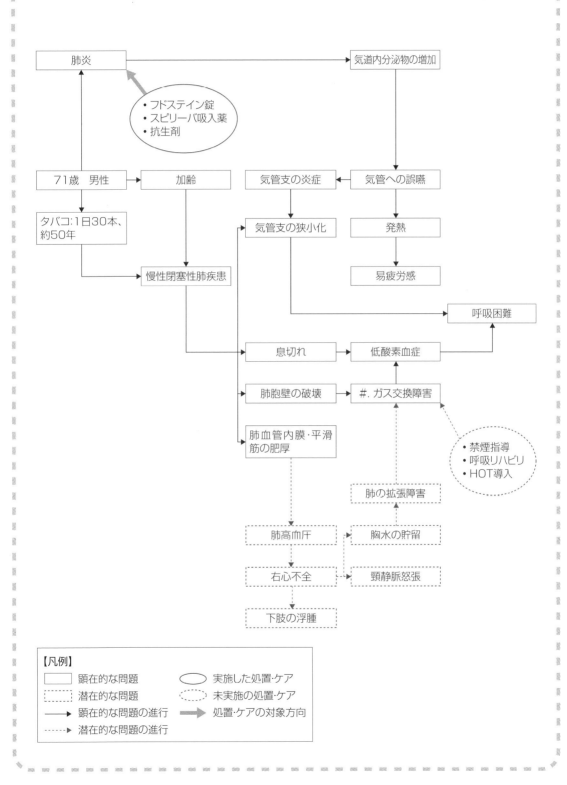

【凡例】

	顕在的な問題	◯ 実施した処置・ケア
	潜在的な問題	未実施の処置・ケア
→	顕在的な問題の進行	⟹ 処置・ケアの対象方向
----▶	潜在的な問題の進行	

咳嗽・喀痰

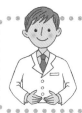

咳や痰は臨床でもよく遭遇する症状です。ここでは、咳や痰の役割および過剰に出ると何がいけないのかを知ることで、看護過程の展開につなげていきましょう。

✛ 見てわかる病態生理

咳嗽・喀痰のメカニズムを見てみましょう。

▼咳が出るしくみ

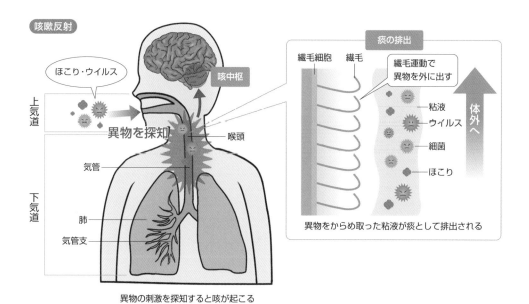

異物の刺激を探知すると咳が起こる

異物をからめ取った粘液が痰として排出される

読んでわかる病態生理

咳嗽とは、一般的に咳と呼ばれるもので、吸い込んだ空気をゴホンという音ともに一気に外に吐き出す生理的な現象です。咳嗽は反射的な動作でもあり、気道分泌物（喀痰または単に痰という）や異物を体外に排出する作用もあります。咳嗽には痰が出ない乾性咳嗽と痰を伴う湿性咳嗽の2種類があります。

咳嗽・喀痰のメカニズム

　肺や気管などの呼吸器を守るために、外から入ってきたほこり、煙、風邪のウイルスなどの異物を気道から取り除こうとする生体防御反応が咳嗽です。

　異物が入り込むと、まず咽頭や気管、気管支など気道の粘膜表面にあるセンサー（咳受容体）が感じ取ります。その刺激が脳にある咳中枢に伝わると、横隔膜や肋間膜などの呼吸筋（呼吸を行う筋肉）に指令が送られ、咳が起こります。この反射運動を**咳嗽反射**といいます。

　咳嗽にはまた、気道にたまった痰を外に排出する役割もあります。痰を吐くことも喀痰といいます。気道粘膜には細かい毛（繊毛）と、その表面を覆う粘液があり、粘膜の表面を潤して保護しています。この粘液がウイルス、細菌などの病原体やほこりなどの異物をからめ取ったものが痰です。気道に炎症があると痰が増え、粘り気が強くなります。痰は、外に向かって異物を追い出そうとする繊毛の運動と、咳嗽反射によって外に出されます。

●**随伴症状**

　咳嗽は1回につき2kcalのエネルギーを消費するといわれており、体力を消費する行為です。自覚症状はありますが、原因は様々で長期に持続している場合もあります。

患者の訴え：突然出るようになった、だんだんひどくなってきた、ずっと咳が出る。
身体面：発熱、咽頭痛、鼻汁、胸痛、喘鳴、呼吸困難。
生活面：不眠、食欲不振、ストレス、疲労感。

●**検査方法**

　咳嗽や喀痰を伴う疾患について、一般的に行われる検査を生理検査と検体検査に分けて紹介します。

・**生理検査**
胸部X線検査：いわゆるレントゲン検査であり、胸部にX線を照射して陰影により身体の異常を調べる方法。
胸部CT検査：身体の一部を多方向からX線照射し、身体の断面図を映し出して調べる方法。
気管支鏡検査：肺の病気を調べる検査。先端にカメラの付いたファイバーを口または鼻から入れ、気管支を観察する。**ブロンコ**（bronchoscopy）と呼ばれることもある。

・**検体検査**
培養検査：採取した痰などの検体に含まれる菌を、培地を用いて繁殖させて、菌の種類を特定する検査。
塗抹検査：特殊な液を用いて菌に色を付け、顕微鏡で菌の種類や数を確認する方法。
喀痰細胞診検査：喀痰の中に含まれている細胞を顕微鏡で調べ、炎症細胞やがん細胞が含まれていないか確認することで、感染症や肺がんの診断をする。

●**治療方法**

　咳嗽や喀痰に対して、症状の緩和よりもまずは原因となる疾患の治療が優先されます。症状が強い場合には、鎮咳薬や去痰薬などの投与を行いますが、咳嗽は去痰を促す生体防御反応でもあるため、安易に鎮咳薬を使用してはいけません。

根拠がわかる看護のキホン

ポイント エネルギーの消耗と痰の貯留への看護が中心となる

・エネルギーの消耗と排痰

　咳嗽は気道に入ってきた異物を排出するための生体防御反応です。安易に咳嗽を止めると、痰の貯留や肺炎などの感染症につながります。とはい

え、咳嗽が多いと体力やエネルギーの消耗、不眠、食欲不振などにつながる可能性があるため、鎮咳薬を使用する場合もあります。その際には、効果的な排痰方法の検討や去痰薬の使用、感染予防行動の指導が必要です。

事例でわかる看護展開

　咳嗽・喀痰の事例を見てみましょう。

▼事例5

- ・患　者：65歳 男性
- ・主　訴：1か月ほど前から続く夜間の咳き込みと喘鳴。
- ・現病歴：小児喘息の既往がある。1か月ほど前から夜間の咳き込みと喘鳴が出現しており、A病院を受診した。血液検査では好酸球増加が認められ、免疫グロブリンE総量 [RIST、非特異的抗体 (IgE) 定量] 検査では263 IU/mL（基準値200 IU/mL以下）であった。原因探索のために行ったIgE radioallergosorbent test [RAST、特異的抗体 (IgE) 定量] 検査では、ダニ、ハウスダスト、真菌類でアレルゲン反応があった。食欲低下、不眠、呼吸苦症状の悪化がみられた。気管支喘息と診断され、治療目的で入院となる。
- ・所　見：身長170cm、体重62kg、体温37.5℃、血圧135/70mmHg、脈拍86/分、SpO_2 93%（室内気、安静時）、咳き込みが激しいときには起座呼吸をしている。聴診にて、喘鳴と呼気の延長がみられた。喫煙習慣なし。

・血液検査およびその他データ：

画像検査	所見
胸部X線	著変なし
胸部CT	肺野に著変なし。気管支壁の肥厚も目立たず

アレルギー検査	所見
RAST	ダニ、ハウスダスト、真菌類3+
血清総IgE (IU/mL)	263

スパイロメトリー	SABA吸入前	スパイロメトリー	SABA吸入前
FCV (L)	4.37	FEV1/FVC比 (%)	74.1
FEV1 (L)	3.24	PEF (L/min)	469
%FEV1 (%)	82.2	FeNO (ppb)	24

白血球分画	細胞数（/μL）	％
白血球	4,700	–
好中球	2,186	46.5
リンパ球	1,739	37.0
単球	343	7.3
好酸球	353	7.5
好塩基球	80	1.7

・治　療：吸入ステロイド薬（シムビコート吸入薬）の投与。

● **アセスメント**

アセスメントの例を見てみましょう。

▼アセスメント

パターン	情報	アセスメント
健康知覚－健康管理	65歳、男性 ・気管支喘息（小児喘息の既往あり） ・喫煙習慣なし ・身長 170cm、体重62kg、 　体温 37.5℃、血圧 135/70mmHg、 　脈拍 86/分、SpO$_2$ 93%（室内気、安静時） ・喫煙習慣なし ・RAST：ダニ、ハウスダスト、真菌3+ ・血清総IgE 263 IU/mL、好酸球 353/μL	・小児喘息の既往あり、喘息症状を起こしやすい体質であると考えられる。また、喘息の誘因として、アレルゲンの関連（※診断根拠：RAST　ダニ、ハウスダスト、真菌3+、血清総IgE 263 IU/mL、好酸球 353/μL）も考えられるため、アレルゲンとの接触を減らすことで症状の悪化リスクも減少すると考える。
	S） ・1か月くらい前から夜になると咳がよく出て、呼吸もヒューヒューいうようになりました。 ・最近は夜も眠れず、ご飯もあまり食べられません。 ・呼吸が苦しくなることや咳も増えた気がします。 ・古い家なので、ダニやハウスダストは多いかもしれませんね。 O） ・室内気下で安静時、SpO$_2$ 93%である。呼吸苦症状の増悪を自覚している。 ・やや疲れている様子。ときどき咳をしている様子がみられる。 ・聴診にて喘鳴と呼気の延長あり。	・室内気で軽度呼吸苦症状があり、このまま咳や痰が増加すれば、呼吸困難症状の増悪と生命を脅かす状態に発展する可能性もある。 ・不眠と疲労感は咳嗽や喘鳴による呼吸苦症状が原因の1つと考えられる。鎮咳と効果的な排痰を促すことができなければ、QOLが低下することが考えられる。

※アセスメントには診断根拠などの説明は不要だが、アレルゲンが関連していると判断した根拠を記載した。

● **看護診断名**

#.アレルゲンによる喘息発作のための呼吸困難、気道分泌物の貯留による喘鳴に関連した非効果的呼吸パターン

● **看護計画**

看護計画の例を見てみましょう。

▼看護計画

看護診断名	
#.アレルゲンによる喘息発作のための呼吸困難、気道分泌物の貯留による喘鳴に関連した非効果的呼吸パターン	
長期目標	通常の呼吸ができ、肺における換気が改善される。
短期目標	・呼吸困難症状が改善する。 ・アレルゲンに対する知識を持ち、環境調整の仕方を理解する。 ・効果的な排痰方法を習得する。

看護実践

O-P (Observational Plan)

1. バイタルサイン (体温、脈拍、血圧、経皮的酸素飽和度) の測定
2. 呼吸状態 (回数、リズム、深さ、胸郭の動き、肺音聴取)
3. 安静時、労作時の呼吸困難の有無と程度 (息切れ、鼻翼呼吸、チアノーゼ、爪・粘膜の色の変化、ヒュー・ジョーンズ分類)
4. 喀痰の量・性状、咳嗽、喘鳴の有無
   ➡根拠：咳嗽による排痰がなされているか、痰の貯留による喘鳴症状がないか観察する。
5. 低酸素血症症状 (低血圧、チアノーゼ、冷感、頻脈) の有無
6. 喘息を誘発するアレルゲンとの関連について、生活環境を確認する。
7. 検体検査 (IgE、好酸球)
   ➡根拠：好酸球はアレルギー性炎症に関与する細胞であり、アレルギー疾患などでは好酸球の増加がみられる。血清総IgEはアレルギー症状の有無と概ね相関する。

T-P (Therapeutic Plan)

1. 医師の指示による薬剤とその管理、調整。
2. 排痰の援助 (体位ドレナージ、ネブライザー、スクイージング、吸引など)。
   ➡根拠：体位ドレナージでは、痰が貯留している部位を上に、咽頭側を下にすることで、重力に従って痰が流れるようにする方法である。痰が喀出しやすくなる。
3. 医師の指示による薬物 (気管支拡張剤、鎮咳薬、去痰薬、ステロイド剤など) の確実投与。
   ➡根拠：気管支拡張薬やステロイド剤は副作用に注意する。
4. 環境整備、室温管理、煙やほこりで咳を誘発させないようにする。
5. 寝室や寝具など、毎日使ったり過ごしたりする場所や物を清潔にし、アレルゲンを少なくする。
6. 換気を行い、空気を清浄に保つ。

E-P (Educational Plan)

1. 処置の必要性を説明する。
2. 安楽な体位、有効な排痰、咳嗽方法の説明。
   ➡根拠：他職種（この事例の場合は理学療法士）と連携し、安楽な呼吸の仕方や排痰援助の方法を一緒に検討し指導することも大切。
3. 呼吸困難が強いときは、安静を保つ必要性を説明する。
4. 環境調整の仕方、アレルゲンへの対策を一緒に考える。
   ➡根拠：ダニやハウスダストなどがアレルゲンとなっている可能性がある。環境を清潔にし、アレルゲン対策を考えていく。

● **実施・評価のポイント**

・呼吸法や効果的な排痰方法の実践により、気道浄化を図ることで呼吸困難症状が軽減されたか評価する。

・不眠や食欲不振が改善されたか評価する。
・安易な鎮咳薬の使用はよくないことを指導し、アレルゲンへの対処方法を一緒に考える。

事例5の関連図

咳嗽・喀痰の関連図を見てみましょう。

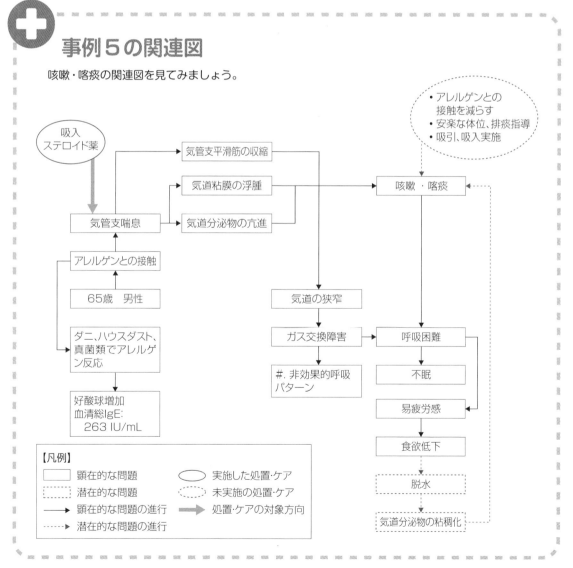

パルスオキシメーターのはなし

　パルスオキシメーターとは、血液中の酸素と結び付いているヘモグロビン (Hb) の割合を酸素飽和度 (SpO$_2$) としてパーセント (%) で表示する装置です。赤色と赤外色の2種類の光を利用して測定します。酸素と結合したHbは赤色光を透過させるので赤く見え、酸素と結合していないHbは赤色光を吸収するので黒っぽく見えます。赤外光はどちらのHbもよく透過します。この原理を利用して、皮膚の上から赤色光と赤外光をあて、どれだけ吸収されたかを計測すると、血液中のHbと酸素の結合率を調べることができます。

▼パルスオキシメーターの原理

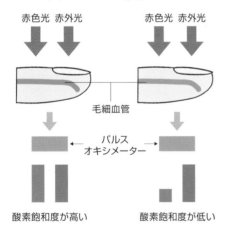

プローブ（発光部と受光部を備えた測定器）は手の指や足の指、耳たぶなどに装着します。プローブは一定の厚み（約10～15mm）を想定して設計されているので、部位により測定のしやすさも異なります。一般的には手の指で測定するのが適当ですが、末梢循環障害がある人などの場合は耳たぶで測定したほうがよいこともあります。プローブの発光部直下は、温度が2～3℃程度上昇をすることがあるので長時間同じ部位に装着したり密着させたりする場合は火傷への注意が必要です。

chapter 4

体液循環

吐血・下血、脱水、浮腫について、症状別の看護過程を見ていきましょう。

吐血・下血

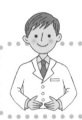

吐血・下血は、消化管から出血した血液が口や肛門から体外に排出される症状です。出血性ショックにつながるため、迅速な対処が必要です。

✚ 見てわかる病態生理

吐血・下血のメカニズムを見てみましょう。

▼吐血・下血のメカニズム

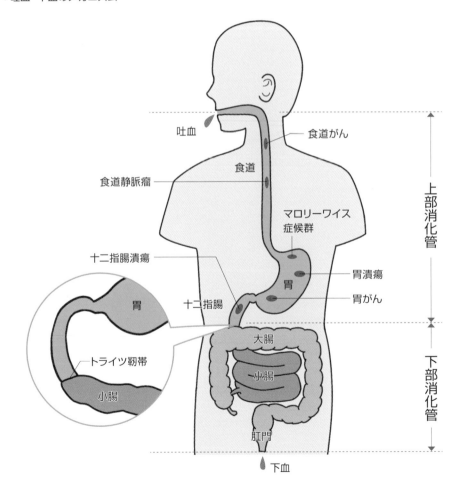

読んでわかる病態生理

吐血とは、消化管（食道・胃・十二指腸）から出血した血液が吐物に混じることをいいます。また、**下血**は消化管（食道・胃・十二指腸・小腸・大腸）から出血した血液が肛門から排泄された状態のことをいいます。どちらの場合も、循環血液量の急激な減少を伴うことが多く、迅速な対応が必要です。

●吐血・下血のメカニズム

・吐血

吐血の原因となる出血は、トライツ靭帯（十二指腸と空腸の境界にあり、十二指腸を支えている靭帯）よりも口側の消化管の出血で起こることが多いです。頻度が高いのは、胃潰瘍や十二指腸潰瘍からの出血によるものです。出血した血液は胃酸と接触する時間が短いほど鮮やかな赤色に、長いほど黒色（コーヒー残渣様）になります。

・下血

下血の原因となる出血は、食道から大腸まで、どこの消化管の出血でも起こります。出血した血液は消化管の運動で肛門側に移動し、下血の原因となります。疾患としては、大腸腫瘍や感染性腸炎などが原因となることがあります。多くは便に血液が混じっている（便潜血反応＋）ことで発見されます。

●随伴症状

出血量が多いと、貧血症状になることもあります。意識障害や頻脈、呼吸促拍、血圧低下などのショック症状が出ることもあり、緊急で対応が必要です。

患者の訴え：突然血を吐いた、トイレでおしりを拭いたら血が付いていた。
身体面：発熱、腹痛、嘔吐、冷汗、ふらつき。

▼出血性ショックの重症度と症状

ショックの重症度	出血量（mL）	脈拍（回/分）収縮期血圧（mmHg）	尿量（ml/時間）	症状
無症状	15％まで（750以下）	100以下 / 正常	やや減少（40〜50）	無症状、不安感、皮膚冷感
軽症	15〜30％（750〜1,500）	100〜120 / 80〜90	減少（30〜40）	四肢冷感、冷汗・口渇・蒼白
中等症	30〜45％（1,500〜2,500）	120以上 / 60〜80	乏尿（10〜20）	不穏・意識混濁、呼吸促迫、虚脱・チアノーゼ
重症	45％以上（2,500以上）	触れない / 60以下	無尿	昏睡、虚脱、下顎呼吸

出典：救急医学8号．p.1307．古岡敏治，へるす出版．1984年

吐血は消化管からの出血を嘔吐したもの。
喀血は肺や気管支からの出血が咳とともに出たものです。

ベテランナース

●検査方法

　吐血・下血を伴う疾患について、一般的に行われる検査を問診、生理検査、検体検査に分けて紹介します。

・問診

出血状況：吐血・下血の色や性状、量は出血部位を推定するための重要な情報。

・生理検査

内視鏡検査：出血部位を特定するために、内視鏡を使って食道や胃、大腸などを観察し、必要に応じて止血処置を行う。

胸部Ｘ線検査：吐血により誤嚥性肺炎を起こしていないか確認する。

腹部Ｘ線検査：腸閉塞や消化管穿孔を起こしていないか確認する。

腹部ＣＴ検査：食事をしばらくしていないのに胃内に残渣があれば、上部消化管出血を疑う根拠になる。

・検体検査

血液検査：貧血症状がないか、赤血球、Hb、Ht、血小板数などを調べる。

●治療方法

　治療の原則は、出血源を特定し、早めに止血処置を行うことです。また、ショック状態から回復するために、補液を行い、血圧を維持しバイタルサインのチェックを随時行います。

根拠がわかる看護のキホン

ポイント ショック予防と清潔援助の看護が中心となる

・ショック症状の観察と予防

　バイタルサインの測定と症状の観察を行い、ショックの重症度を判定します。消化管からの出血の場合、消化管の安静を図るために原則として安静にし、絶飲食とします。また、誤嚥や窒息の予防のために体位を側臥位にしたり、仰臥位でも顔は横を向けたりします。必要に応じて、ガーグルベースンなども用意しましょう。

・清潔援助

　吐血や下血により、口腔内や肛門周囲に血液汚染が生じる可能性があります。不快感や臭いが残らないように適宜、清拭し清潔な状態が保てるように援助しましょう。

・保温

　出血による循環障害は四肢末梢の冷感につながる可能性があります。必要に応じて保温することも検討しましょう。

事例でわかる看護展開

吐血・下血の事例を見てみましょう。

▼事例6

・患　者：69歳 男性
・主　訴：既往に肝硬変がある。夕方頃より頻回の吐血があり、夜になり自身で救急要請した。
・現病歴：肝硬変の既往がある。夕方頃より頻回の吐血があり、夜になっても止まらなかったため自身で救急要請した。救急搬送中に再度吐血し、その後意識レベルが低下した。そのまま緊急入院となる。
・所　見：身長173cm、体重68kg、体温36.0℃、血圧70/34mmHg、脈拍132/分、SpO$_2$ 90%（リザーバー、6L/分）、呼吸数32/分、意識：JCS 30、GCS E2V2M4、瞳孔：4.0mm/4.0mm 対光反射は両側迅速。
・血液検査およびその他データ：
　　■動脈血液ガス検査（リザーバーマスク6L/分）
　　pH 7.18、PaCO$_2$ 29.3 Torr、PaO$_2$ 175.5 Torr
　　HCO$_3^-$ 12.5mmol/L、Lac 11.6mmol/L
　　Hb 7.9g/dL、Na 136mmol/L、K 5.7mmol/L、Cl 108mmol/L
　　Glu 151mg/dL、CRE 1.24mg/dL
　　■心エコー
　　心収縮能は正常下限程度。弁膜症は明らかなものは認めなかった。IVC（下大静脈）は虚脱しており、重度の血管内脱水が示唆された。
　　■腹部CT検査
　　食道静脈瘤を認めた
・治　療：上部内視鏡検査にてEVL（内視鏡的静脈瘤結紮術）を施行し止血した。

●アセスメント

アセスメントの例を見てみましょう。

▼アセスメント

パターン	情報	アセスメント
健康知覚ー健康管理	69歳、男性 ・食道静脈瘤（肝硬変の既往あり） ・夕方より吐血 ・身長173cm、体重68kg、体温36.0℃、血圧70/34mmHg、脈拍132/分、SpO$_2$ 90%（リザーバー、6L/分）、呼吸数32/分 意識：JCS 30、GCS E2V2M4、瞳孔：4.0mm/4.0mm 対光反射は両側迅速	・血液ガス分析の結果、乳酸アシドーシスであり、ショックに近い状態である（※診断根拠：pH7.18<7.35、血中乳酸濃度〈Lac〉11.6mmol/L>5mmol/L、BP 70/34mmHg）。このままの状態では、出血により血圧と意識レベルがさらに低下し、生命を脅かす状態に発展する可能性がある。

	・pH 7.188, PaCO$_2$ 29.3 Torr, PaO$_2$ 175.5 Torr HCO$_3^-$ 12.5mmol/L, Lac 11.6mmol/L ・Hb 7.9g/dL	
	S) ・夕方から血を吐いています。 ・苦しいです。 O) ・リザーバー6L/分にて、SpO$_2$ 90%である。呼吸苦症状の増悪を自覚している。 ・大きな声で話しかけ、何度か肩を叩くとゆっくり開眼し小さな声で話す。 ・四肢末梢の冷感がみられる。	・EVL施行により、止血されたが、結紮部位の離開や術後出血のリスクは残存している。再び出血した場合には、吐血や下血、さらに出血性ショックにつながる可能性がある。頻回の観察により、出血の早期発見と早期治療につながると考える。また、吐血や下血により口腔内と肛門周囲の血液汚染による不快感が生じることも考えられる。 ・四肢末梢の冷感は循環障害の表れであり、保温することで循環障害を軽減することにつながると考える。

※アセスメントには診断根拠などの説明は不要だが、乳酸アシドーシスと判断した根拠を記載した。

● **看護診断名**
#.食道静脈瘤の破裂による出血に関連した体液量不足

● **看護計画**
　看護計画の例を見てみましょう。

▼看護計画

看護診断名	
#.食道静脈瘤の破裂による出血に関連した体液量不足	
長期目標	循環血液量が維持される。
短期目標	・収縮期血圧が基準範囲内 (100mmHg以上) にある。 ・吐血、下血があればすぐに知らせることができる。 ・吐血、下血時に口腔内や肛門周囲を清潔に保つことができる。

看護実践
O-P (Observational Plan)
1. バイタルサイン (体温、脈拍、血圧、経皮的酸素飽和度、不整脈の有無)
2. 呼吸数、異常呼吸の有無
3. 脱水症状 (口渇、口唇・口腔粘膜の乾燥、痺れ、皮膚の乾燥、眼窩の陥没、四肢冷感、感覚異常、脱力感、痙攣発作) の有無
4. 水分出納

5. 出血の状態 (量・性状・色)
　➡根拠：出血部位の推定や量の把握をし、早期に止血ができるようにする。
6. 検査データ (赤血球、Hb、Ht、血小板、プロトロンビン時間、ビリルビン、BUN、Cr)
　➡根拠：貧血症状の有無、血液凝固機能、肝機能障害、腎機能障害の有無を把握する。
7. 吐血、下血、腹痛の有無
8. 尿量、性状、尿比重
9. 体重の変動
10. ショックの重症度
　➡根拠：蒼白、虚脱、冷汗、意識混濁などショックの徴候がないか観察する。

T-P (Therapeutic Plan)
1. 医師の指示に基づく点滴、薬剤管理。
2. 体位を調整する。
　➡根拠：嘔気がある場合は側臥位、もしくは顔を横向きにし、吐物を誤嚥しにくい体位にする。
3. ガーグルベースンの準備。
4. 絶飲食にする。
　➡根拠：飲食による吐血の誘発を避け、消化管の安静を保つ。
5. 吐血、下血後の処理 (口腔内や肛門周囲の清拭介助)。
6. 保温。
　➡根拠：出血により末梢組織の循環障害が起こる可能性があり、保温により循環障害を軽減する。
7. モニター管理 (心電図、脈拍、酸素飽和度の持続測定)。

E-P (Educational Plan)
1. 絶食、安静の必要性について説明する。
2. 吐血・下血などの徴候があれば、すぐに知らせてもらうよう説明する。
3. 誤嚥しにくい体位の説明。
　➡根拠：再出血を予防するために、状態が安定するまでは安静を保てるよう援助することが重要。

● **実施・評価のポイント**
・再出血の予防と安静の保持ができたか評価する。
・再出血が起きた場合でもすぐに対処できるような対応ができていたか評価する。
・血圧の上昇と呼吸数の正常化により、ショック状態が予防できたか評価する。

事例6の関連図

吐血・下血の関連図を見てみましょう。

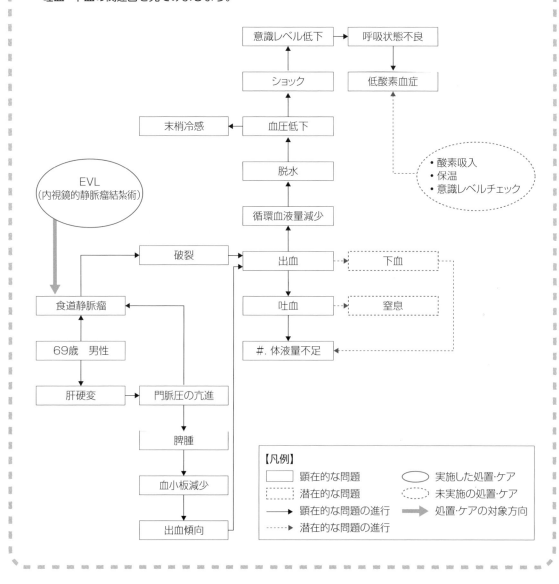

脱水

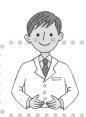

たかが水、されど水です。脱水は臨床でよく遭遇する症状ですが、原疾患にかかわらず生命の危機に至ることもあります。脱水を侮ってはいけません。

✚ 見てわかる病態生理

脱水のメカニズムを見てみましょう。

▼脱水のしくみ

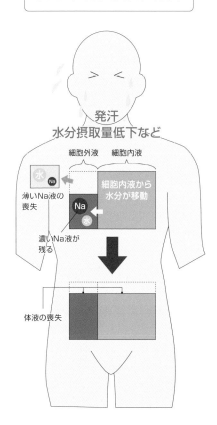

水欠乏性脱水（高張性脱水）

発汗
水分摂取量低下など

細胞外液　細胞内液

水　Na

薄いNa液の喪失

Na　水

細胞内液から
水分が移動

濃いNa液が
残る

体液の喪失

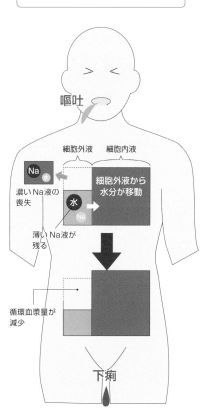

Na欠乏性脱水（低張性脱水）

嘔吐

細胞外液　細胞内液

Na　水

濃いNa液の
喪失

水　Na

細胞外液から
水分が移動

薄いNa液が
残る

循環血漿量が
減少

下痢

読んでわかる病態生理

　脱水とは、水分の喪失もしくは摂取不足によって、体内の水分が不足した状態のことです。医学的には、主に**細胞外液量が減少した状態**を指します。このとき、通常は水分とともに電解質であるナトリウム（Na）の喪失も同時に起こります。Naの喪失の程度によって、脱水は以下の3つに分類されます。

・水欠乏性脱水（高張性脱水）
　Naに比べ、水分が多く失われ、体液の浸透圧が上昇する脱水状態。

・Na欠乏性脱水（低張性脱水）
　水分に比べ、Naが多く失われ、体液の浸透圧が低下する脱水状態。

・混合性脱水（等張性脱水）
　水分とNaが同じ割合で失われる脱水状態。

●脱水症状出現のメカニズム
　「浸透圧の高低」は「**電解質濃度の高低**」と言い換えることもできます。**電解質**とは、血液や体液に含まれるナトリウム、カリウム、クロール（塩素）などのことで、電解質は身体の中で常に一定の濃度を保っています。水分や電解質の喪失により、細胞内液と細胞外液の電解質濃度の濃さに差が出ると、薄い方から濃い方に水分が移動します。その結果、脱水の症状が出現します。

・水欠乏性脱水（高張性脱水）
　細胞外液の浸透圧が高くなり、水が細胞内から細胞外へ移動します。細胞外液量は保たれており、循環血漿量は減少しないため、循環不全は起こりにくいです。しかし、細胞内は脱水状態となるため、口渇、皮膚や粘膜の乾燥、興奮、痙攣などの神経症状がみられます。

・Na欠乏性脱水（低張性脱水）
　細胞外液の浸透圧が低くなり、水分が細胞外から細胞内へ移動します。すると、細胞外液が減少

し、循環血漿量は減少するため、循環不全になります。循環不全になると、倦怠感や立ちくらみ、血圧低下、蒼白、四肢冷感、頭痛などの症状がみられます。

・混合性脱水（等張性脱水）
　細胞内外で浸透圧は同じであるため、水分の移動は起こらず、水欠乏性脱水とNa欠乏性脱水の両方の症状がみられます。

●随伴症状
患者の訴え：のどが渇く、口が乾燥している、ふらふらする、ぼーっとする。
身体面：立ちくらみ、めまい、頻脈、吐き気。
その他：特に高齢者では自覚症状がない場合もある。

●検査方法
身体所見：皮膚や粘膜の乾燥、皮膚ツルゴールの低下（皮膚をつまんだとき、なかなか元に戻らない状態のこと）、血圧の低下、頻脈、尿量の減少など。
血液一般検査：ヘマトクリット値（Ht）の上昇、血清尿素窒素（BUN）の上昇、尿比重の上昇など。

●治療方法
・水分補給
　意識が正常で軽度の脱水であれば、経口からの水分補給を行います。市販の電解質補給飲料も効果的です。

・輸液
　症状や血液検査の結果に合わせて、内容や量、種類が変わります。一般的に、水分欠乏性脱水（高張性脱水）の場合は、5%ブドウ糖など電解質濃度が低い輸液（低張液）を、Na欠乏性脱水（低張性脱水）や混合性脱水（等張性脱水）の場合は、乳酸加リンゲル液や生理食塩水など電解質濃度が高い輸液（高張液）を使用します。

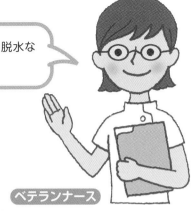

高張性脱水なら低張液、低張性脱水なら高張液と覚えましょう。

ベテランナース

根拠がわかる看護のキホン

ポイント 脱水改善のための援助

・**水分補給**

　経口から水分補給ができる場合は、できるだけ経口から水分補給をするのが望ましいです。少量ずつ複数回に分けて飲んでもらうほうが患者さんへの負担は少ないです。輸液をしている場合は、滴下速度の調整と点滴ラインの確認も大切です。

・**水分出納バランス**

　どれくらいの水分が補給されていて、どれくらいの排尿があるのかIN-OUTバランスを把握することで、水分が過剰になっていないか判断します。

事例でわかる看護展開

　脱水の事例を見てみましょう。

▼事例7

・患　者：81歳 女性
・主　訴：8月で猛暑日が続いていた。来院2日前より食思不振が出現、来院前日には嘔吐、意識混濁がみられた。
・現病歴：嘔吐と意識障害を主訴に来院した高齢女性。2日ほど前から嘔吐、食思不振がみられていた。来院当日、庭で植木を手入れしていたところ、意識障害が発生。家族に脱水症を疑われ、救急搬送となる。
・入院時所見：身長 155cm、体重 43.8kg（1か月前は45.4kg、体重減少率 3.6%）、体温 37.3℃、血圧 82/53mmHg、脈拍 98/分、SpO$_2$ 98%（Room air）、呼吸回数 24回/分、JCS Ⅱ-20、GCS E3V4M5
　　　　　皮膚：ツルゴール低下（＋）、粘膜：舌の乾燥（＋）、胸部：肺音清、心音整
・血液検査およびその他データ：
　　　　　BUN 19.1mg/dL、BUN/Cr 30.3、Hct 45.7%、Na 136mEq/L、K 3.9mEq/L、Cl 104mEq/L
・治　療：混合性脱水と診断され、1日約2000mLの補液を行った。

●アセスメント

アセスメントの例を見てみましょう。

▼アセスメント

パターン	情報	アセスメント
健康知覚－ 健康管理	81歳、女性 ・嘔吐と意識障害を主訴に来院 ・2日ほど前から嘔吐、食思不振がみられていた ・8月の猛暑日、庭で植木を手入れしていたところ、意識障害が発生 ・混合性脱水と診断され入院 ・体重43.8kg（1か月前比－3.6%）、体温37.3℃、血圧82/53mmHg、脈拍98/分、SpO$_2$ 98%、呼吸回数24回/分、JCS Ⅱ-20、GCS E3V4M5 ・ツルゴール低下（＋）、舌の乾燥（＋） ・BUN 19.1mg/dL、BUN/Cr 30.3、Hct 45.7%、Na 136mEq/L、K 3.9mEq/L、Cl 104mEq/L、	・検査データ上、明らかな脱水症と考えられる（※診断根拠：皮膚緊張度〈ツルゴール〉の低下、舌の乾燥、BUN/Cr比≧25、Hct高値、3%以上の体重減少、意識障害など）。 ・食欲不振や嘔吐を繰り返しており、水分と電解質の補給をしなければ、さらなる脱水の悪化が考えられる。
	S) ・2日前から何度か吐きました。ご飯は食べられていません。 ・水分も摂っていません。 ・身体はちょっと熱い感じがします。 ・庭のお世話をしなくちゃと思って、外にいたら急にふらっときて、そこからは覚えていません。	・脱水によって、再び意識障害を起こすリスクが高まると考える。また、うつ熱になる可能性もある。経口からの水分摂取量が少ないことが要因である。 ・水分出納管理を行うことで、適切な水分補給ができているかアセスメントできる。
	O) ・皮膚のツルゴール低下あり。 ・舌は乾燥している。	・脱水にならないような環境調整や生活指導をしなければ、今後も再び脱水になるリスクがある。

※アセスメントには診断根拠などの説明は不要だが、脱水と判断した根拠として記載した。

●看護診断名

#. 嘔吐による体液喪失、食思不振による不十分な水分補給に関連した体液量不足

● **看護計画**

　看護計画の例を見てみましょう。

▼看護計画

看護診断名	
#.嘔吐による体液喪失、食思不振による不十分な水分補給に関連した体液量不足	
長期目標	脱水症状の悪化がない。
短期目標	・体重が入院時よりも増加する。 ・経口から水分が摂取できる。 ・皮膚や粘膜の乾燥が改善し、健常な状態になる。

看護実践

O-P (Observational Plan)

1. バイタルサイン
2. 水分出納バランス
　➡根拠：輸液や経口水分量と尿量との間で、IN-OUTのバランスを見ることで、水分量が過剰に
　　　　なっていないか、心負荷が増えていないかなどの目安になる。
3. 脱水の随伴症状の有無と程度
　（口渇、倦怠感、脱力感、頭痛、悪心、嘔吐、血圧低下、意識障害、尿量減少）
　➡根拠：脱水になると、血圧低下や意識障害、ショックに陥ることがある。そのため、早期発見が
　　　　重要。
4. 脱水の原因と誘因
　➡根拠：脱水の根本的な原因となる疾患があれば、疾患の治療が必要になる。
5. 食事、水分摂取状況
6. 下痢
　➡根拠：下痢になると、体内の電解質バランスが崩れて脱水を助長するため、下痢になっていない
　　　　か観察が必要。
7. 嘔気、嘔吐の有無
8. 意識障害の有無、程度
9. 皮膚の変化
　➡根拠：ツルゴールの評価法により、若者では手の甲を、老人では前胸部の皮膚を軽くつまんで、
　　　　つまんだ皮膚が2秒以内に元に戻れば正常。2秒以上を必要とする場合に「脱水」を疑う。

T-P (Therapeutic Plan)

1. 水分補給。
2. Naの補給（特にNa欠乏性脱水）。
　➡根拠：Na欠乏の場合、水分の吸収（代謝）が遅いので浮腫の状態の観察も必要。
3. 輸液の管理。
4. 水分・塩分喪失の防止（寝具の取り換えや室温調節、心身の安静）。
5. 褥瘡予防。
　➡根拠：皮膚や粘膜の乾燥がある場合、皮膚の脆弱化から褥瘡発生リスクが高まる。除圧や保湿ク
　　　　リームによる保湿などが大切。
6. 体重測定。
　➡根拠：IN-OUTバランスと同時に、体重測定も大切。脱水による水分が補充され、体重が増加し
　　　　ているかどうか確認する。体重測定は同じ時間、同じ条件で行うようにする。

1. 脱水の悪化を予防するためこまめな水分補給が必要であることを説明する。
2. 水分出納管理の必要性について説明する。
3. 脱水になりにくい生活や環境調整について指導する。

➡根拠：説明することで、今後、脱水になりにくい生活につなげることができる。脱水により身体にどのような症状が起こるのか具体的に説明することで、予防につなげることができる。

●実施・評価のポイント

・嘔吐や食思不振、体重減少が改善しているか観察していく。

・指示された輸液や水分摂取の介助を行い、水分出納の評価をする。

・脱水を繰り返さないために、こまめな水分補給や電解質摂取の必要性を説明する。

・生活習慣が原因で脱水となった場合には、改善の必要性を説明し方法を一緒に検討する。

事例7の関連図

脱水の関連図を見てみましょう。

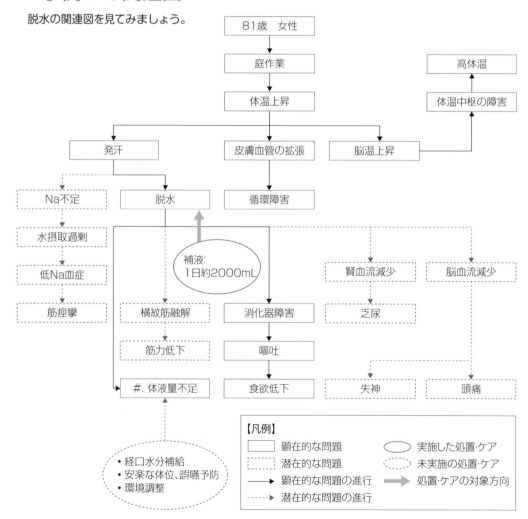

浮腫

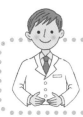

身体を構成する細胞の内外は体液で満たされています。このバランスが崩れて細胞の外に液体 (組織間液) が異常に増加した状態を**浮腫**と呼びます。

見てわかる病態生理

浮腫のメカニズムを見てみましょう。

▼浮腫のしくみ

むくんだ状態

通常

皮膚
細胞
細胞間質液
毛細血管

戻る
染み出す

染み出す
戻る

水分のやり取りが正常な状態

毛細血管から染み出す水分量が増える
(細胞間質液から血管に戻る水分量が減る)

▼浮腫をより詳しく見る

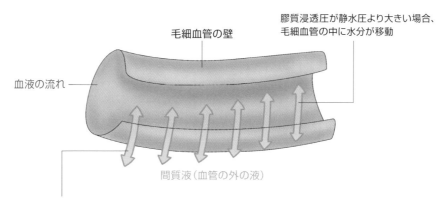

毛細血管の壁

膠質浸透圧が静水圧より大きい場合、
毛細血管の中に水分が移動

血液の流れ

間質液 (血管の外の液)

静水圧が膠質浸透圧より大きい場合、
毛細血管の外に水分が移動

読んでわかる病態生理

　浮腫とは、皮下に水分がたまった状態のことで、一般的にむくみとも呼びます。浮腫は血管内の水分が血管の外に染み出して、間質（組織のすき間）にたまることで起こります。

●浮腫出現のメカニズム

　浮腫は水分の移動に伴って起こります。水分の移動に関係する圧力として、代表的なものが2つあります。それは、静水圧と膠質浸透圧です。

・静水圧のバランス異常

　静水圧とは、毛細血管内の血圧のことです。静脈圧と言葉が似ていますが、別のものです。静脈圧は血液が流れる際の圧力なのに対し、静水圧とは水圧のことを指します。心臓から遠くなれば遠くなるほど静水圧は高くなるため、手足など末端部分はもともと静水圧が強い部位といえます。

　浮腫は、静水圧が高くなることによって血管内の水分が血管の外（間質）に押し出されることで生じます。このタイプの浮腫には、深部静脈血栓症のように局所的に現れるものや、うっ血性心不全のときに現れるような全身性のものがあります。また、一日中立ち仕事をしている人の足のむくみも、静水圧のバランス異常が原因です。

・血管内の膠質浸透圧の低下

　膠質浸透圧とは、血液中のタンパク質（主にアルブミン）によって血管外の水分を血管内に引き込む力のことです。つまり、この膠質浸透圧が低くなると、血管外に水分がたまったままになり浮腫が起こります。

　このタイプの浮腫は全身性のもので、低栄養やネフローゼ症候群、肝硬変など血中のアルブミンが減少している患者さんによくみられます。

・血管外の膠質浸透圧の上昇

　通常、血管壁はタンパク質を通しませんが、炎症などによって血管の透過性が高くなると、血管外（間質）にタンパク質が移動します。すると、血管外の膠質浸透圧が高くなるため、血管外に水分が引き込まれて浮腫が起こります。また、毛細血管から染み出たタンパク質は通常リンパ管に取り込まれますが、リンパの流れに障害があるとタンパク質が貯留し、血管外（間質）の膠質浸透圧が高くなるため浮腫が生じます。

　このタイプの浮腫は悪性腫瘍のリンパ節転移、外科手術後、蜂窩織炎などにみられます。

●随伴症状

患者の訴え：腫れぼったい、むくんでいる、靴下の跡が付くなど。

身体面：まぶたが腫れている（眼瞼浮腫）、声が出しづらい（咽頭浮腫）、指で押すと痕が残る（下肢の浮腫）、上・下肢で左右の太さに差がある。

●検査方法

血液一般検査：低栄養や腎不全では貧血傾向にある。

尿検査：尿蛋白が陽性の場合、腎性浮腫の可能性がある。

●治療方法

　基本的には浮腫の原因となっている疾患の治療を優先します。疾患の治療とともに浮腫も改善していくことが多いです。

・利尿薬

　心不全、腎不全、肝硬変など全身性の浮腫の場合、利尿薬を用います。利尿薬の投与により、血清K（カリウム）の値が低下する場合は、カリウム製剤を投与したり、カリウム保持性利尿薬を併用したりします。

・リンパマッサージ

　乳がんの手術でリンパ管が切除された患者さんの場合、リンパ浮腫が起こりやすいため、リンパマッサージが有効です。

・下肢の挙上

　下肢の浮腫の場合、下肢を挙上し心臓よりも高い位置にしたり、弾性ストッキングを着用したりすることで浮腫が改善します。

根拠がわかる看護のキホン

ポイント 浮腫改善のための援助

・浮腫の部位・程度の確認

　下肢の浮腫の場合、靴下や寝衣などによる圧痕がないか、どのくらいむくんでいるかを観察します。浮腫のある部位は皮膚が薄くなり脆弱になっているため、傷付けないような工夫が必要です。

・浮腫のある部位の挙上

　皮下の水分は重力によって下がるため、浮腫がある部位を挙上することで水分を体幹に戻し、浮腫の改善が図れます。

・薬物療法

　利尿剤を使用している場合は、水分出納の管理が重要です。点滴、お茶など、どれだけの水分を摂取し、どれだけ尿が出ているのか記録しましょう。また、体重の増減も水分出納の指標になります。

事例でわかる看護展開

　浮腫の事例を見てみましょう。

▼事例8

・患　者：65歳 男性
・主　訴：5年前に心筋梗塞の既往がある。1か月前から疲労感があったが、昨夜、呼吸困難症状が増悪した。
・現病歴：5年前に心筋梗塞の既往と1年前に労作性呼吸困難症状がみられていた。1か月前から疲労感があったが、昨夜、呼吸困難症状が悪化し、ニトログリセリン内服と酸素吸入で改善した。本日、A病院受診し、心不全と診断され治療目的で入院となった。
・入院時所見：身長 165cm、体重 72.4kg、体温 36.5℃、血圧 143/107mmHg、脈拍 93/分 (整)、SpO_2 94%(Room air)、頸静脈怒張 (−)、両下肢浮腫 (2＋)、胸部ラ音 (＋)
・血液検査およびその他データ：
　　Hb 14g/dL、WBC 6000/μL、BUN 30mg/dL、Cr 1.2mg/dL、(Cho 220mg/dL)、Na 145mEq/L、K 2.8mEq/L、血清ANP 250pg/mL、胸部X線 心胸 (郭) 比 65%、心エコー EF 35%、心電図 洞性頻脈 $V_{5,6}$にＱ波とST低下のみ
　　血液ガス (酸素吸入下)
　　　-pH 7.45
　　　-PaO_2 95 Torr
　　　-$PaCO_2$ 35 Torr
・治　療：レニベース錠 (ACE阻害薬) 投与、補液、飲水制限 500mL/day、膀胱留置カテーテル挿入し尿量管理。

● アセスメント

アセスメントの例を見てみましょう。

▼アセスメント

パターン	情報	アセスメント
健康知覚－健康管理	65歳、男性 ・5年前に心筋梗塞 ・1か月前からの疲労感あり、昨夜、呼吸困難症状増悪 ・心不全と診断され、治療目的で入院 ・身長 165cm、体重 72.4kg、体温 36.5℃、血圧 143/107mmHg、脈拍 93/分(整)、SpO$_2$ 94%(Room air)、頸静脈怒張(－)、両下肢浮腫(2＋)、胸部ラ音(＋) ・BUN 30mg/dL、Cr 1.2mg/dL、K 2.8mEq/L、血清ANP 250pg/mL、心胸比 65%、心エコー EF 35% ・ACE阻害薬投与、補液、飲水制限 500mL/day、水分出納管理	・検査データ上、心不全に著明な症状がみられる(※診断根拠：下肢浮腫〈2＋〉、血清ANP 250pg/mL>40pg/mL、血圧 143/107mmHg、心胸比 65%>50%)。また、腎機能が低下していることも考えられる(※診断根拠：BUN 30mg/dL>21mg/dL)。 ・高血圧による心負荷増大のため、心筋の肥大が起こったと考えられる。1年前に労作性呼吸困難症状や両下肢に著明な浮腫がみられることから、持続的な負荷が加わっていたため心不全になったと考えられる。
	S) ・5年前に心筋梗塞をやったよ。 ・去年くらいから息切れがひどくてね。昨日はもう苦しくて仕方なかった。死ぬかと思ったよ。 ・足はもうずっとパンパンだね。動くのがつらいよ。 ・昔から血圧は高かったね。 O) ・両下肢は指で押すと圧痕が残る。 ・呼吸が粗い。	・慢性的な高血圧と呼吸困難症状があり、水分摂取制限をしなければ、心不全症状が増悪するリスクが高まると考える。 ・ACE阻害薬によって、血圧の低下と心負荷の軽減が図れると考える。 ・飲水制限と水分出納管理をすることにより循環血液量を調整し、心不全症状の改善が期待される。 ・また、浮腫を改善するような食事や体位などの指導をしなければ、再び浮腫の増悪リスクがあると考える。

※アセスメントには診断根拠などの説明は不要だが、心不全と判断した根拠、および腎機能が低下していると判断した根拠として記載した。

● 看護診断名

#. 心機能の低下に伴う腎機能の悪化と浮腫に関連した体液量過剰

● **看護計画**

看護計画の例を見てみましょう。

▼看護計画

看護診断名	
#.心機能の低下に伴う腎機能の悪化と浮腫に関連した体液量過剰	
長期目標	浮腫の悪化がない。
短期目標	・浮腫による苦痛症状が改善する。 ・水分摂取量と排泄量のバランスがとれている。

看護実践

O-P (Observational Plan)

1. バイタルサイン
2. 水分出納バランス
   ➡根拠：輸液や経口水分量と尿量との間で、IN-OUTのバランスを見ることで、水分量が過剰に
   　　　　なっていないか、心負荷が増えていないかなどの目安になる。
3. 心不全の随伴症状の有無と程度
   (脈拍・呼吸数・血圧の上昇、倦怠感、頸静脈の怒張、肺ラ音・チアノーゼの有無)
   ➡根拠：心不全症状が増悪すると、呼吸困難感や倦怠感の出現、頸静脈の怒張がみられる。そのた
   　　　　め、早期発見が重要。
4. 浮腫を悪化させる原因と誘因
   ➡根拠：浮腫を悪化させる原因や誘因があれば、疾患の治療が必要になる。
5. 食事、塩分制限
   ➡根拠：塩分は高血圧の誘因となるため、過剰にならないように注意する。
6. 皮膚の変化
   ➡根拠：下肢の浮腫がひどい場合、指で押すと圧痕が残る。浮腫が改善すれば圧痕が残りにくくな
   　　　　る。

T-P (Therapeutic Plan)

1. 水分制限 (医師の指示による)。
2. 輸液の管理。
3. 体位の調整 (浮腫のある部位を挙上する)。
4. 傷の予防と清潔保持。
   ➡根拠：浮腫のある部位は皮膚が薄くなり、もろくなっている。少しひっかいただけでも皮膚が破
   　　　　綻し、浸出液が出てくることがある。感染リスクも高まるため、清潔にし、状態に応じて
   　　　　傷付けないよう皮膚を被覆するなどの対処をする。
5. 体重測定。
   ➡根拠：IN-OUTバランスと同時に、体重測定も大切である。浮腫による水分が排尿によって減少
   　　　　したか、適正な体重に戻っているか確認する。体重測定は一定の時刻に、同じ条件で行う
   　　　　ようにする。

E-P (Educational Plan)

1. 浮腫と心不全症状の悪化を予防するため、水分制限が必要であることを説明する。
2. 水分出納管理の必要性について説明する。
3. 浮腫を改善するような体位や姿勢について指導する。
   ➡根拠：説明することで、今後、浮腫になりにくい生活につなげることができる。心不全により身
   　　　　体にどのような症状が起こるのか具体的に説明することで、予防につなげることができ
   　　　　る。

●**実施・評価のポイント**

・浮腫が改善しているか観察していく。

・指示された輸液や水分摂取の介助を行い、水分出納の評価をする。

・心不全を悪化させないために、水分摂取量の制限や血圧をコントロールする必要性について説明する。

・身体の苦痛や不安なこと、わからないことがあれば気軽に伝えてもらえるような関係性を築くことができたか評価する。

事例8の関連図

浮腫の関連図を見てみましょう。

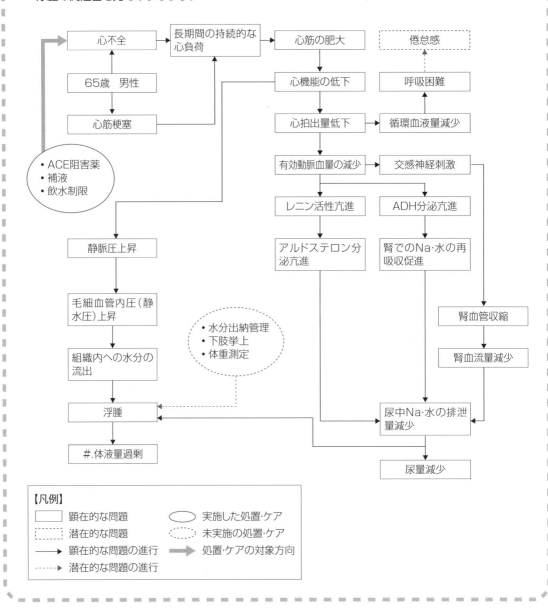

chapter 5

栄養・代謝

嚥下障害、悪心・嘔吐について、症状別の看護過程を見ていきましょう。

嚥下障害

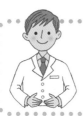

食事は生命維持に必要不可欠なことです。食物をうまく飲み込めないと誤嚥や窒息など命の危険につながります。ここでは、嚥下に焦点を当てて看護過程を展開しましょう。

✚ 見てわかる病態生理

食物を口から摂取して胃に送り込むまでは、以下の5つの時期に分かれます。嚥下障害とは、このうちのどこかで障害を起こした状態のことです。

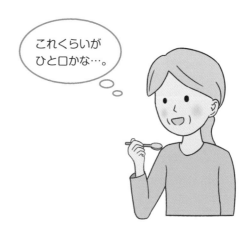

これくらいがひと口かな…。

❶先行期
視覚、嗅覚、触覚などにより食物を認知し、口へ運ぶ。どの食物を、どのようにして、どれくらい食べるかを判断する。

❷準備期
食物を口に入れ、咀嚼（そしゃく）して食塊（飲み込みやすい大きさのかたまり）を形成する。

❸口腔期
形成した食塊を口腔から咽頭に送り込む。舌は口蓋とくっついて口腔内の圧を高め、咽頭に送り込みやすくする。

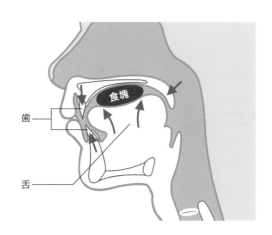

歯

食塊

舌

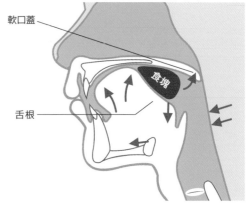

軟口蓋

食塊

舌根

❹咽頭期

嚥下反射により、食塊を咽頭から食道に送り込む。軟口蓋が挙上し、食塊が鼻腔に逆流するのを防ぐ。喉頭蓋が下降し、食塊が気管に入らないようにする。

❺食道期

蠕動運動と重力により食塊を食道内から胃へと送り込む。食道の筋肉が収縮することで、食塊が逆流しないようにしている。

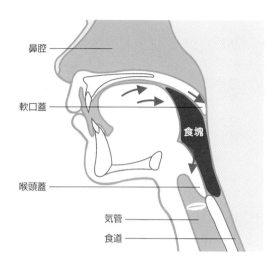

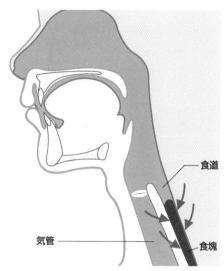

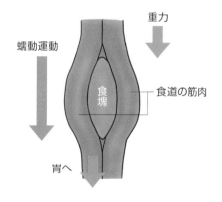

軟口蓋や咽頭蓋など、蓋（ふた）という字がついている部位は、逆流や誤嚥を防ぐ役割を果たす部位になっています。

ベテランナース

読んでわかる病態生理

嚥下障害とは、口から食べたものを胃まで送り込む最中、どこかで障害を起こした状態のことです。嚥下障害が起こると、食事を口から摂取することが困難になったり、誤嚥リスクが高まって肺炎になりやすくなったりします。嚥下障害の早期発見は看護師の大切な役割です。

● 嚥下障害のメカニズム

嚥下は大きく分けると、**口腔期、咽頭期、食道期**の3つの時期に分けられます。そして、嚥下の前に**先行期**と**準備期**があり、これらをすべて合わせて**摂食**と呼びます。

・先行期

食べ物を認識し、どうやって食べるか判断する時期です。先行期に障害があると、口にどのように運ぶか、どんな速さで食べればいいのか判断できません。先行期の障害は、認知症や脳血管障害などが原因となって起こります。

・準備期

食べ物を口の中に入れて、噛み砕く時期です。準備期に障害があると、口が開かず、食べ物が口の中に入らなかったり、口の中に食べ物を入れても噛むことができない状態になったりします。

・口腔期

舌や頬を使って、食べ物を口の奥から咽頭へ送る時期です。口腔期に障害があると、食べ物が口からこぼれる、噛んだ食べ物を飲み込める状態（食塊）にすることができないなどの問題が発生します。

・咽頭期

嚥下反射によって、食べ物を咽頭から食道の入り口へ送り込む時期です。咽頭期に障害があると、なかなかゴックンができない、のどにひっかかる、飲み込む前やあとにむせるなどの症状があります。

・食道期

蠕動運動と重力によって食べ物を食道から胃へ送り込んでいく時期です。食道期に障害があると、食塊が食道を通過できない、いったん胃に入った食塊が逆流するなどの症状があります。

● 随伴症状

患者の訴え：のどにひっかかる、飲み込むとむせる、飲み込めない。

身体面：気道を吸引すると食塊が引けてくる、飲み込むときに何度も嚥下するなど。

● 検査方法

反復唾液飲みテスト（RSST）：口腔内を氷水で湿らせ、空嚥下を繰り返すように指示をします。30秒間に3回以上の空嚥下ができれば正常です。

改訂水飲みテスト（MWST）：3mLの冷水を口腔内に入れて飲んでもらい、ムセや声の変化を観察します。

嚥下造影検査（VF）：X線透視室で造影剤を含んだ食物を食べてもらい、口腔や咽頭、食道の動きや食物の通過状況を確認します。

嚥下内視鏡検査（VE）：内視鏡を用いてモニターに咽頭を映しながら食物を食べてもらい、咽頭の器質的な障害の有無、嚥下運動の機能的な障害の有無を観察します。

● 治療方法

嚥下障害の根本的な治療法はありません。残存機能を有効に活用するために、嚥下訓練（嚥下リハビリ）を行う方法が一般的です。

・嚥下訓練（嚥下リハビリテーション）

言語聴覚士がメインのリハビリですが、言語聴覚士が所属していない施設では理学療法士や看護師がその役割を担うことがあります。リハビリの内容としては、マッサージにより舌の運動を促す、しっかり口を開けて発声練習をする、実際に食事を食べる練習をする、などがあります。

根拠がわかる看護のキホン

ポイント 食べられる口をつくるための援助

・口腔ケア

　嚥下障害があると、食物や唾液を嚥下する際に食道に行かず、誤って気管に入ってしまうことがあります。誤嚥性肺炎の多くが、細菌の多い唾液や食物残渣を誤嚥することが原因といわれています。そのため、口の中を清潔にすることで誤嚥性肺炎のリスクを減らすことができます。

・嚥下訓練

　正しい姿勢で口腔内や口の周りの筋肉を刺激し、本来の嚥下感覚を取り戻す訓練です。咀嚼や嚥下がしやすいような口にしていくことが大切です。飲食物を使わない訓練（基礎訓練）では、指やスポンジブラシで舌と口腔内をマッサージしたり、声を出す練習をしたりします。飲食物を使う訓練（段階的摂食訓練）では、とろみの付いた水やゼリーなど嚥下しやすいものから飲食し、嚥下状態を見ながら徐々に食形態をアップしていく訓練を行います。

事例でわかる看護展開

　嚥下障害の事例を見てみましょう。

▼事例9

・患　者：74歳 女性
・主　訴：パーキンソン症候群のためADLは全介助。
・現病歴：7年前、パーキンソン症候群と診断されA病院に通院していた。徐々にADLが低下し、現在は全介助となっている。これまで夫（76歳）が自宅で介護していたが、昨日、自宅で転倒し肋骨骨折のため入院することとなった。食事は胃瘻からの経管栄養が中心だが、お楽しみ程度で経口摂取もしている。口に入れると食塊をまとめることはできるが、嚥下に時間がかかりムセもみられる。日常生活上の会話は問題なく可能。介護する人がいないため、レスパイト目的でA病院に入院となる。
・入院時所見：身長 157cm、体重 46.4kg、体温 36.3℃、血圧 108/70mmHg、脈拍 61/分（整）、SpO_2 95%（Room air）。
　　　　　　ADLは全介助、頸部から肩甲帯周囲・上部体幹にかけ筋緊張の亢進により関節可動域に制限がある。夫からは、もう少し経口摂取ができるようにしてほしいという希望がある。
・嚥下評価およびその他データ：
　　　　　嚥下機能面：安静時唾液ムセ（＋）
　　　　　RSST：実施困難
　　　　　MWST：実施困難
　　　　　とろみ水：ベッドアップ30度にて飲水可能
　　　　　嚥下前・中・後に強いムセ（＋）
・治　療：ドパコール錠投与、嚥下造影検査、嚥下リハビリ

アセスメントの例を見てみましょう。

▼アセスメント

パターン	情報	アセスメント
栄養－代謝	74歳、女性 ・7年前、パーキンソン症候群と診断 ・現在はADL全介助 ・介護者の夫(76歳)は肋骨骨折のため入院 ・食事は経管栄養と経口摂取を併用している ・食塊をまとめることはできるが、嚥下時にムセがある ・日常生活上の会話は問題ない ・レスパイト目的で入院 ・身長157cm、体重46.4kg、体温36.3℃、血圧108/70mmHg、脈拍61/分(整)、SpO$_2$ 95%(Room air) ・安静時唾液ムセ(+)、RSST:実施困難、MWST:実施困難、とろみ水:ベッドアップ30度にて飲水可能 S) ・お父さんが入院しちゃった。 ・ご飯食べたいけど、食べさせてくれない。 O) ・頸部から肩甲帯周囲・上部体幹にかけ筋肉のこわばりがあり、関節が十分に動かない。 ・スプーン1杯のお茶はとろみを強くするとムセなく飲めた。とろみがないとむせる。	・摂食意欲はあり咀嚼するが、嚥下時に時間がかかりムセもあるため誤嚥リスクが高い。本人は誤嚥リスクが高いことを理解できていないと考えられる。摂食意欲はあるため、嚥下能力に応じた食形態を検討し摂取してもらうことで患者のQOLの向上につながると考える。また、夫の希望に応えることにもつながるため、嚥下リハビリにより経口摂取量の増加が期待される。 ・ADLは全介助の状態であり、口腔ケアは自分で実施することができない。口腔ケアの介助がなく、汚染したままでいると、誤嚥性肺炎のリスクが高まると考える。 ・パーキンソン症候群による筋肉のこわばりから、食事の際、ベッドアップ姿勢が保持しにくいため、誤嚥リスクが高まると考えられる。体位が崩れにくいようクッションやタオルを用いて姿勢保持を補助することで、誤嚥しにくい体位につながると考えられる。

● **看護診断名**

#. 筋緊張の亢進による姿勢保持制限と食塊形成の遅延に関連した嚥下障害

● **看護計画**

　看護計画の例を見てみましょう。

▼看護計画

看護診断名	
#.筋緊張の亢進による姿勢保持制限と食塊形成の遅延に関連した嚥下障害	
長期目標	口腔期・咽頭期・食道期の嚥下障害の症状が軽減する。
短期目標	・嚥下リハビリを拒否なく受けることができる。 ・誤嚥の回数が減少する。

看護実践

O-P (Observational Plan)

1. バイタルサイン (体温、脈拍、血圧、経皮的酸素飽和度) の測定
2. ムセの有無
　➡根拠：ムセは唾液や食物を誤嚥しているというサインである。ムセは咳嗽反射のことであり、気管や気管支内に入り込む異物を外に押し出そうとする反射である。
3. 食事内容 (形態、とろみの有無、場所、姿勢、時間、自助具の使用の有無) の確認
4. 食事中の姿勢 (身体の角度の調整)
　➡根拠：人間の身体の構造上、気管は前側に、食道は後側にある。嚥下障害があり食事介助が必要な患者さんの場合、重力に従って食物が流れるほうが誤嚥しにくい。ベッドアップ90度よりも30度〜45度程度のほうが誤嚥しにくいといわれている。
5. 麻痺の有無
　➡根拠：麻痺側は咀嚼しにくいため、健側で咀嚼してもらうようにする。また、麻痺側に食物残渣が残りやすいため、口腔ケア時は食物残渣がないかしっかり確認する。
6. 検査データ (BUN、尿比重、K、Na、TP、Alb)
　➡根拠：(脱水；BUN:15mg/dL 以上、ケトン体陽性、尿比重1.025以上
　　　　　低K血症；K:2.0mEq/L 以下、低 Na 血症；Na:135mEq/L 以下
　　　　　低栄養状態；血漿蛋白6.0g/dL 以下、アルブミン2.5g/dL 以下)

T-P (Therapeutic Plan)

1. とろみ剤を使用する。
　➡根拠：水分はサラサラのものよりも、粘度が高いもののほうが誤嚥しにくい。リハビリの評価やＶＦの結果に応じてとろみの強さも調整する。
2. 食事介助 (不要、見守り、一部介助、全介助)。
3. 食事中の姿勢 (椅子、車椅子、リクライニング車椅子の角度) の調整。
4. 口腔ケアの介助。
　➡根拠：食物残渣だけではなく、唾液や痰に混じった細菌を誤嚥することでも肺炎になる。肺炎予防に口腔ケアはとても大切。
5. 食前、食後の吸引の実施。
6. 食後の体位の工夫。
　➡根拠：胃→食道の逆流がある場合は、食後2時間程度、ファウラー位をとることで、食物の逆流による誤嚥性肺炎を予防する。

1. 食事が食べやすいかどうか教える。
2. ムセがあるときは無理に飲食しないよう指導する。
3. 食事の形態はリハビリの評価やＶＦの結果で考えていく。
4. 言語聴覚士や栄養士とともに徐々に食事摂取の練習をしていく。
   ➡根拠：嚥下訓練は、患者や家族を含めて、医師や言語聴覚士、栄養士など他の専門職と連携を密にし、段階的に目標を設定して進めていくことを説明する。

● **実施・評価のポイント**

・患者の理解を促しつつ、嚥下能力に応じた食事摂取が進められたか評価する。

・口腔内を清潔にし、誤嚥性肺炎のリスクを減らすことができたか評価する。

・誤嚥回数が減少し、肺炎症状もなく経過したか評価する。

事例９の関連図

嚥下障害の関連図を見てみましょう。

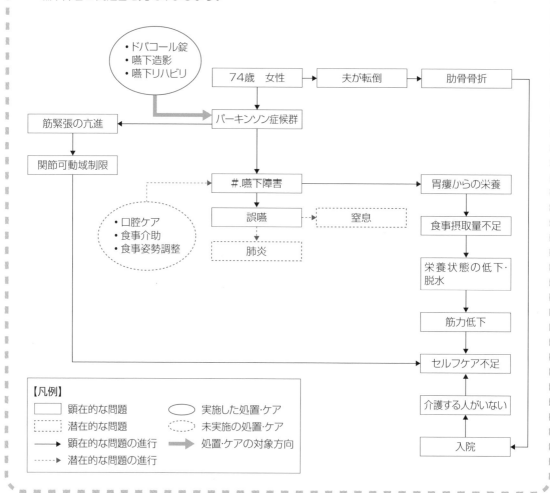

悪心・嘔吐

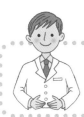

悪心・嘔吐は消化器系や脳神経系の障害、心因性、また薬物療法の副作用などでしばしば起こります。清潔を保ち、安楽への援助が必要です。

✚ 見てわかる病態生理

悪心・嘔吐のメカニズムを見てみましょう。

▼悪心・嘔吐のしくみ

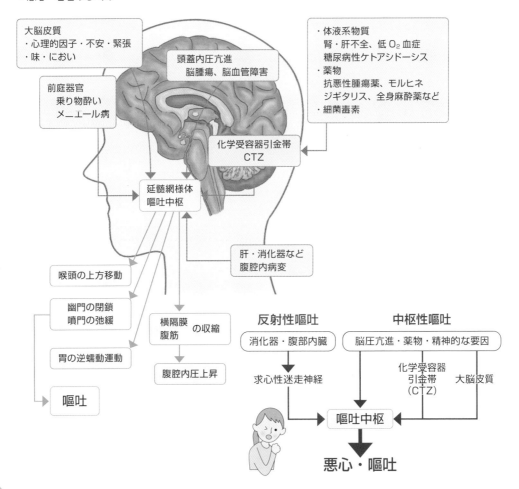

読んでわかる病態生理

　悪心は、一般的には**吐き気**と呼ばれます。咽頭から前胸部にかけて感じる不快感で、嘔吐の前に出現することが多くあります。**嘔吐**とは、胃の内容物が逆流して、食道や口腔を通して排出される現象のことです。

● 悪心のメカニズム

　悪心が起きるメカニズムに関してはまだ明確に解明されていませんが、悪心を自覚するためには意識の存在が必要であることから、大脳皮質が関与すると考えられています。

● 嘔吐のメカニズム

　嘔吐は、嘔吐中枢が刺激を受けることで引き起こされます。嘔吐中枢の刺激のされ方によって嘔吐は2種類に分けられます。嘔吐中枢が直接刺激されるものを**中枢性嘔吐**、消化管への刺激が求心性迷走神経を刺激して引き起こされる嘔吐を**反射性嘔吐**と呼びます。

・中枢性嘔吐

中枢性嘔吐は、直接刺激を受けるものと第4脳室近くにある化学受容器引金帯（CTZ：chemoreceptor trigger zone）を介して刺激されるものがあります。直接受ける刺激には、

①視覚や嗅覚からの刺激（気持ち悪いものを見る、くさい臭いをかぐ）
②精神的刺激（緊張する）
③脳圧の亢進による刺激（頭蓋内圧亢進、脳循環障害）
④内耳の刺激（メニエール病、乗り物酔いなど）

といったものがあります。
　CTZを介して受ける刺激には、感染症による刺激（敗血症など）、薬物刺激（モルヒネ、ニコチン、抗がん剤、アルコールの過剰摂取など）といったものがあります。

・反射性嘔吐

　反射性嘔吐は、

①消化器疾患（急性胃腸炎や腸閉塞など）
②肝臓・胆のうの疾患（胆のう炎、急性膵炎など）
③腎臓の疾患（慢性腎臓病、腎盂腎炎など）

といった場合にみられます。ちなみに、のどを指で突いたり、歯ブラシで口の中を刺激したりして引き起こされる嘔吐も反射性嘔吐です。

・嘔吐中枢の刺激による諸症状

　嘔吐中枢が刺激されると迷走神経、交感神経、横隔膜神経、脊髄神経などを介して、胃噴門部が弛緩し、胃幽門部が閉鎖されて胃の逆蠕動が起こります。さらに横隔膜や腹筋が強く収縮することで、胃内容物や胃液が排出されます。
　また、嘔吐中枢の近くには呼吸中枢、血管運動中枢、唾液分泌中枢、前庭神経核などがあるため、発汗、唾液分泌、顔面蒼白、頻脈、血圧の動揺、めまいなど、様々な症状を伴うことが多くみられます。

・随伴症状

患者の訴え：気持ちが悪い、むかむかする、吐き気がする、吐いた、戻したなど。
身体所見：頭痛、発熱、意識障害、腹痛、めまい、便秘など。

● 検査方法

既往歴、薬物服用歴、精神症状：低血糖、腹部所見、髄膜刺激症状などがないか。
X線、CT、MRI：脳、胸腹部などに嘔吐の原因となる疾患がないか調べる。

● 治療方法

　悪心・嘔吐は原因疾患から生じる症状です。そのため、基本的には原因疾患の治療を優先しますが、症状が重い場合には対症療法として制吐薬を使用することもあります。

・制吐薬

　一般的な吐き気には、胃腸機能を調整する薬を使用します。乗り物酔いによる吐き気にはめまいを抑える薬が使用されます。抗がん剤による吐き気には5-HT$_3$受容体拮抗薬を使用します。

・脱水、誤嚥予防

　嘔吐がひどい場合は、脱水や電解質異常がみられることがあるので適切な補液管理が必要です。誤嚥しそうな場合には、身体を横に向けるなどして気道を確保します。

根拠がわかる看護のキホン

ポイント 緩和と安楽の援助

・悪心・嘔吐の状況分析

　悪心や嘔吐の状況によって、ある程度の疾患が推測できます。吐物に血液が混じっていたり、緑色の胆汁様のものがみられたりする場合は、迅速な対処が必要です。

・安楽の援助

　悪心があれば、嘔吐に備えて受け皿やビニール袋を用意しましょう。また、嘔吐後は仰臥位だと誤嚥や窒息のリスクが高まるので、なるべく横向きにします。患者さんの状態に応じて、吸引を行うこともあります。さらに、嘔吐を誘発するような不快感や臭気があればできるだけ排除できるようにしましょう。

事例でわかる看護展開

　悪心・嘔吐の事例を見てみましょう。

▼事例10

・患　者：78歳 男性
・主　訴：昨夜発症した突発性の腹痛と嘔吐。
・現病歴：昨夜、自宅でテレビを観ていたところ、突然腹痛と嘔気が生じた。しばらく様子を見ていたところ一時は治まったが、再び嘔気を催し何度か嘔吐するようになった。A病院に救急搬送され、X線とCT検査にて、回腸に狭窄を認めた。イレウスと診断され、イレウス管挿入にて減圧し、制吐剤を使用することで症状は緩和した。
・入院時所見：身長 164cm、体重 56.4kg（普段は58.0kg）、体温 36.5℃、血圧 100/74mmHg、脈拍 89/分（整）、SpO$_2$ 97%（Room air）、意識清明、腹部はやや膨満していたが、圧痛はない。

・一般血液検査およびその他データ：
　　　WBC 8,600/μL、CRP 0.46mg/dL、Hct 58%（普段は47%）、血清Na 120mEq/L
　　　腹部単純CT所見：回腸末端より約20cmの口側部位に狭窄を認め、その口側腸管の拡張
　　　を認めた。
・治　療：イレウス管挿入、ラクテック注、プリンペラン（制吐薬）投与

● アセスメント

アセスメントの例を見てみましょう。

▼アセスメント

パターン	情報	アセスメント
栄養－代謝	78歳、男性 ・昨夜、突然腹痛と嘔吐が出現 ・X線とCT検査にて、回腸に狭窄を認めた ・イレウスと診断され、イレウス管挿入にて減圧 ・制吐剤にて症状は緩和 ・身長164cm、体重56.4kg（普段は58.0kg）、体温36.5℃、血圧100/74mmHg、脈拍89/分（整）、SpO₂ 97%（Room air）、 ・WBC 8,600/μL、CRP 0.46mg/dL、Hct 58%（普段は47%）、血清Na 120mEq/L S） ・急にお腹が痛くなって、何回も吐いちゃった。 ・管が邪魔だね、もう大丈夫だから抜いてもいい？ O） ・嘔気は治っている。 ・イレウス管が気になるようで触っている。 ・左前腕にルート確保され点滴が滴下されている。刺入部異常みられず滴下良好。	・イレウス管挿入により嘔気は治まっているが、イレウス管の不快感があると考えられる。不快感は安楽の阻害につながり、イレウス管の自己抜去や不隠につながる可能性があると考えらえる。 ・複数回の嘔吐により、体重減少、脱水と電解質バランスの異常（※診断根拠：Hct 58%（普段は47%）、血清Na 120mEq/L<135mEq/L）がみられる。消化管の活動を控えるため、水分の補給と電解質の是正は補液により改善が期待されるが、高齢であり認知力の低下が考えられることから点滴の自己抜去リスクがある。 ・突発性のイレウスであり、嘔気や嘔吐がまだ完全に治まったとはいえないため、再び嘔吐が起きれば誤嚥や窒息のリスクがあると考える。

※アセスメントには診断根拠などの説明は不要だが、脱水と電解質バランスの異常と判断した根拠として記載した。

● 看護診断名

#. 腸閉塞に伴う嘔吐に関連した体液量不足

●**看護計画**

看護計画の例を見てみましょう。

▼看護計画

看護診断名

#.腸閉塞に伴う嘔吐に関連した体液量不足

長期目標	脱水症状の悪化がない。
短期目標	・体重が入院時よりも増加する。 ・悪心、嘔吐症状が改善する。

看護実践

O-P (Observational Plan)

1. バイタルサイン
2. 水分出納バランス
   ➡根拠:輸液や経口水分量と尿量との間で、IN-OUTのバランスを見ることで、水分量が過剰になっていないか、心負荷が増えていないかなどの目安になる。
3. 脱水の随伴症状の有無と程度 (口渇、倦怠感、脱力感、頭痛、悪心、嘔吐、血圧低下、意識障害、尿量減少)
   ➡根拠:脱水になると、血圧低下や意識障害、ショックに陥ることがある。そのため、早期発見が重要。
4. 嘔吐時の体位、吐物の量、性状、回数、持続性
   ➡根拠:嘔吐時に窒息や誤嚥のリスクがあるため、体位や量、性状の観察をする。
5. 意識障害の有無、程度

T-P (Therapeutic Plan)

1. 輸液の管理。
2. 体位の工夫。
   ・側臥位で膝を深く曲げる。
   ・仰臥位では顔を横に向ける。
   ・患者の希望を取り入れ、安楽な体位をとる。
   ➡根拠:体位を調整し、吐物で窒息、誤嚥することを防ぐ。
3. 輸液の管理。
4. 含嗽・口腔清拭。
5. 環境整備。
   ①吐物のすみやかな除去 (必要時吸引) をする。
   ②汚染された寝衣・寝具を交換する。
   ③室内を静かにする (照明を暗くする)。
   ④食物をはじめ、嘔吐を誘発する因子をすみやかに除去する。
   ⑤ガーグルベースンの準備をする。
   ➡根拠:吐物の適切な処理を行い、感染対策をする。
6. 体重測定。
   ➡根拠:IN-OUTバランスと同時に、体重測定も大切。脱水による水分が補充され、体重が増加しているかどうか確認する。体重測定は同じ時間、同じ条件で行う。
7. イレウス管の管理。
   ➡根拠:イレウス管が抜けたり、閉塞したりしていないか、どれくらいの排液が出ているかなどを確認する。
8. 抑制帯の使用。
   ➡根拠:イレウス管や点滴ルートを頻繁に触り、抜去してしまうリスクが高い場合は、患者さんの安全性を考慮し、同意を得たうえで抑制帯を使用する。

1. 口腔内の吐物は飲み込まないように指導する。
2. イレウス管や輸液ルートは抜かないように説明する。
3. なにか変わったことがあればすぐにナースコールを押すように指導する。
　➡根拠：嘔吐およびルート類の自己抜去による危険を減らすために、なるべく丁寧にわかりやすい説明を心がける。

●**実施・評価のポイント**

・悪心や嘔吐は一時的に症状が改善したとしても、安心はできない。少しの刺激で再び嘔吐が誘発されることもあるので、慎重に観察する。

・安全で安楽な体位を保てるように援助できたか評価する。

・認知力の低下している患者さんの場合、説明をしても理解が不十分な場合がある。あらゆるリスクを考えて、患者さんの安全が守れるような対策を考える。

事例10の関連図

悪心・嘔吐の関連図を見てみましょう。

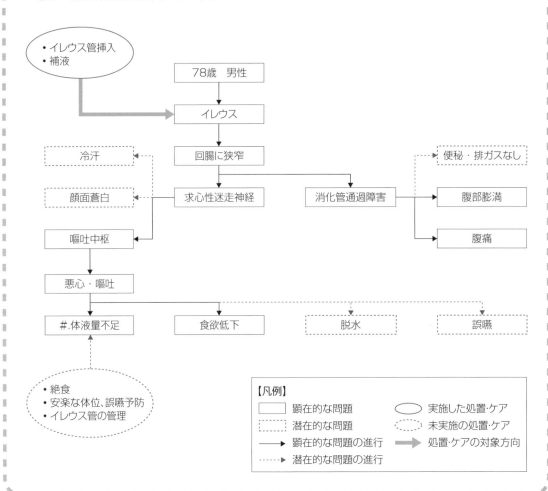

chapter 6

排泄

排尿障害、便秘、下痢について、症状別の看護過程を見ていきましょう。

排尿障害

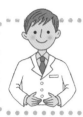

排尿に関する問題は患者さんのQOLの低下を招くだけではなく、自尊心を傷付けることにもつながります。ここでは、排尿障害を持つ患者さんの看護を学びましょう。

✚ 見てわかる病態生理

排尿障害を理解する前提として、排尿のメカニズムを見てみましょう。

▼排尿のしくみ

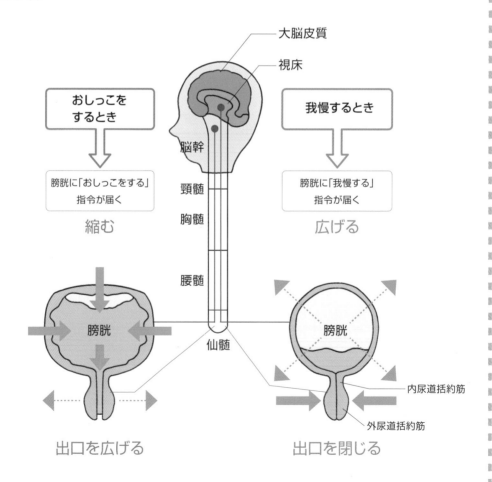

読んでわかる病態生理

排尿障害とは、膀胱に尿をため、たまった尿を体外へ排泄するという排尿サイクルの過程に異常をきたす状態のことです。排尿サイクルの乱れは、尿をうまくためられない**蓄尿障害**と、尿をうまく出せない**排出障害**の2つに大きく分けられます。

●蓄尿障害のメカニズム

蓄尿障害には、尿を意識的に抑制することができない**尿失禁**と、膀胱に尿が十分たまっていなくても尿意を自覚する**頻尿**があります。

●尿失禁

まず、尿失禁について、機序の違いからさらに次の6種類に分けられます（次ページ図参照）。

・切迫性尿失禁

突然強い尿意を感じ、急激に膀胱が収縮することで、我慢できずに尿が漏れてしまう状態です。大脳の排尿中枢の障害が原因で、排尿の抑制ができなくなります。

・反射性尿失禁

椎間板ヘルニアや脊髄の骨折などにより脊髄が障害されることで、排尿の抑制ができなくなります。腰髄よりも上部の神経支配が障害され、尿意や排尿の感覚がなく無意識に排尿筋が収縮して反射的に尿が漏れてしまう状態です。

・腹圧性尿失禁

咳やくしゃみ、笑う、重い物の持ち上げなど、急に腹圧が加わることで尿が漏れてしまう状態です。中年以後の女性で、骨盤底筋力の低下によって起こることが多いです。

・溢流性尿失禁
（いつりゅうせい）

溢流とは、あふれ出るという意味です。尿の流出障害により膀胱内に尿が充満している状態にもかかわらず、尿が流入することで尿道から少しずつ尿があふれ出て漏れてしまう状態です。排尿後でも多量の残尿があります。

・機能性尿失禁

排尿機能に異常はないが、尿意を他者に伝えられなかったり、トイレにたどり着くまでに時間がかかったりするため、尿を漏らしてしまう状態です。認知症や意識障害など身体運動障害が原因となることが多いです。

・真性尿失禁

尿道括約筋そのものが欠如していたり機能異常があるため、常に尿が漏れ続けてしまう状態です。

●頻尿

次に、頻尿についてですが、頻尿の原因は大きく次の4つに分けられます。

・過活動膀胱

過活動膀胱とは、膀胱に尿が十分にたまっていないのに、膀胱が自分の意思とは関係なく勝手に収縮するという病気で、急に尿がしたくなって我慢ができなくなる状態（尿意切迫感）です。

・残尿

排尿後も膀胱内に尿が残る状態です。膀胱内に残尿があると、結果的に尿をためられる膀胱のスペースが減少するために、1回の排尿量は少なく、何回もトイレに行くようになります。

▼尿失禁の分類

切迫性尿失禁

突然、強い尿意を感じ、我慢できずに漏れてしまう症状。大脳の排尿中枢が障害されると起こる。

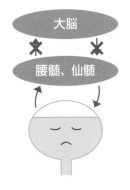

反射性尿失禁

尿意がなく、膀胱内に尿が貯まると反射的に膀胱が収縮してしまい尿が漏れる症状。脊髄損傷などが原因。

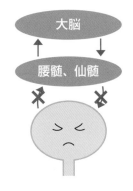

腹圧性尿失禁

お腹に力が入ったときに尿が漏れてしまう症状。骨盤底筋群という尿道括約筋を含んだ筋肉が緩むために起こる。

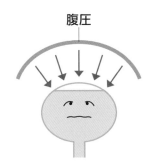

溢流性尿失禁

充満した膀胱から尿が漏れ出てくる症状。尿道の狭窄や膀胱の筋力低下により、尿の流出が妨げられ、膀胱容積・膀胱内圧が限界に達して尿があふれ出す状態。

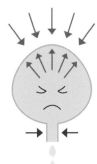

機能性尿失禁

排尿機能は正常だが、身体運動障害などでトイレまで間に合わないことや、認知症のためトイレで排尿できないことが原因。

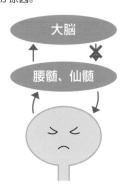

真性尿失禁

常に尿が漏れてしまう症状。尿道括約筋の欠如や機能異常が原因。

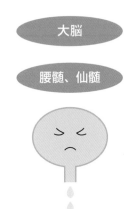

・多尿

　膀胱機能や神経に異常がなくても、水分の多量摂取や利尿剤などの薬剤、糖尿病などの内分泌疾患の影響で尿量が増加し、頻尿になることもある。

・心因性

　トイレのことが気になり何度もトイレに行かないと気が済まない状態。膀胱機能や神経の異常の有無にかかわらず、心因的なものが原因。

● 排出障害のメカニズム

　排出障害には、膀胱がきちんと収縮しないため尿を排出できない**膀胱収縮障害**と、何らかの原因により尿路が狭くなり尿が排出できない**尿道通過障害**があります。

・ **膀胱収縮障害**

　膀胱収縮障害は男女とも神経因性膀胱で起こります。神経因性膀胱とは、神経の疾患により膀胱の運動をコントロールする神経が障害を受けた状態です。糖尿病による末梢神経障害や脊椎管狭窄症による膀胱の神経の圧迫などでみられます。

・ **尿道通過障害**

　尿道通過障害で最も頻度の高いものは男性における前立腺肥大症です。前立腺は膀胱の出口で尿道を取り囲む臓器です。前立腺が肥大すると尿道を圧迫して、尿の通過障害をきたし、尿の排出障害を引き起こします。

● 随伴症状

患者の訴え：尿が出にくい、尿意がない、尿が漏れる、尿が我慢できないなど。

身体所見：膀胱に尿が貯留している場合は、腹部の膨隆がある。

● 検査方法

尿量測定、残尿測定：毎回、排尿時間と排尿量を測定し記録する。また、超音波プローブを使用して排尿後に膀胱に残っている尿量を測定し記録する。

検尿：膿尿、血尿がないか検する。

● 治療方法

　原因となる疾患があれば、疾患の治療を優先します。疾患の種類や程度によって薬物療法、手術療法、用手排尿法（恥骨上部を手で押して圧迫し尿を排出する方法）などを行います。尿が出ない場合は、導尿を行うこともあります。また、失禁に対しては、骨盤底筋訓練や膀胱訓練などの下部尿路リハビリテーションも有効です。

骨盤底筋訓練

❶足を肩幅ほどに開き、あおむけに寝る。両ひざを軽く曲げて立てる。

❷5〜10秒ほど、肛門や膣を引き締める。お腹に力を入れない。

❸全身をリラックスさせる。

❹❷〜❸を5〜10回繰り返す。朝晩などに行い、習慣にする。

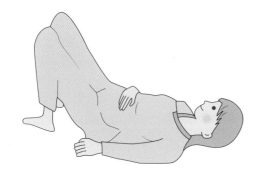

膀胱訓練

❶尿意を感じてから5分ほど我慢する。深呼吸して気をそらしたり、足をクロスさせたりして尿意を抑える自分なりのテクニックを見つけるとよい。

❷5分ほど我慢できるようになったら、自分の意思で膀胱をコントロールできるよう、10分、15分と少しずつ時間をのばしていく。

※骨盤底筋訓練、膀胱訓練については、加藤久美子医師（名古屋第一赤十字病院 泌尿器科部長）の話などをもとに作成。

根拠がわかる看護のキホン

ポイント 排尿の自立に向けてセルフケアが行え
るよう援助します。

・排尿障害のタイプと原因の把握

　蓄尿障害なのか排出障害なのか確認します。疾
患が原因の場合、薬物治療や手術などが滞りなく
受けられるよう援助していきます。

・精神面の援助

　排尿は生理現象ですが、尿失禁をすることで生
活の質（QOL）が低下します。尿失禁は患者さん
の自尊心や精神的なストレス、不安にもつながり
ます。また、家族にとっても排尿障害は身体的な
負担だけではなく精神的な負担も大きくなりま
す。そのため、患者と家族が一緒に排尿自立へ向
けてセルフケアが行えるように援助していくこと
が大切です。

事例でわかる看護展開

　排尿障害の事例を見てみましょう。

▼事例11

・患　者：73歳 女性
・主　訴：頻尿。
・現病歴：日中1時間ごとに尿意があり、ときどき尿を失禁してしまう。夜間就寝時も2時間ごとに
　　　　　尿意を感じて目が覚めてしまう。その都度トイレに行くが、間に合わないときは漏れてし
　　　　　まうこともある。そのため、オムツを装着している。今回、過活動膀胱と診断され、疾患の
　　　　　精査と排尿コントロールのため入院となった。
・入院時所見：身長 155cm、体重 47.4kg、体温 36.7℃、血圧 97/54mmHg、脈拍 75/分（整）、
　　　　　　　SpO$_2$ 95%（Room air）。
・一般血液検査およびその他データ：
　　　　　尿沈渣：白血球2～3/HPF，赤血球1～3/HPF、排尿量 30mL/回、残尿測定：20mL
・治　療：抗コリン薬内服、リハビリ（骨盤底筋訓練、膀胱訓練）、生活指導。

●アセスメント

　アセスメントの例を見てみましょう。

▼アセスメント

パターン	情報	アセスメント
排泄	73歳、女性 ・日中1時間ごとに尿意があり、ときどき尿失禁もある ・オムツ装着 ・夜間就寝時も2時間ごとに尿意を感じて目が覚める ・身長 155cm、体重 47.4kg、体温 36.7℃、血圧 97/54mmHg、脈拍 75/分（整）、SpO$_2$ 95%（Room air） ・尿沈渣：白血球2〜3/HPF, 赤血球1〜3/HPF、排尿量 30mL/回、残尿測定：20mL	・頻回の尿意が日常生活に支障をきたしている。トイレまで間に合わず、尿を失禁してしまうことによって羞恥心を感じたり、自尊心が低下したりすることが考えられる。このまま尿失禁が続き、患者の気持ちに耳を傾けなければ、QOLの低下にもつながると考える。
	S) ・おしっこが近くて困っちゃう。 ・トイレに行きたいわ。 ・おしっこはトイレに行ってもあまり出ないです。 O) ・残尿測定にて30mL ・トイレまで歩いて行くことができる。	・尿が少ししかたまっていないにもかかわらず、尿意を感じ失禁してしまっているため、切迫性尿失禁であると考えられる（※診断根拠：排尿量 30mL、残尿 20mLで膀胱に50mL程度たまったら尿意を感じている）。蓄尿量が少ないため、骨盤底筋訓練や膀胱訓練などの行動療法を行うことで排尿間隔の延長につなげられると考える。 ・オムツ内失禁があり、オムツ内が湿潤状態となる。陰部の皮膚の脆弱化から皮膚トラブルが発生しやすい。また、尿路感染を起こす可能性もある。

※アセスメントには診断根拠などの説明は不要だが、切迫性尿失禁と判断した根拠として記載した。

● **看護診断名**

#. 尿意切迫感に伴う失禁に関連した排尿障害

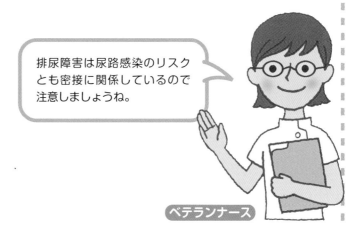

排尿障害は尿路感染のリスクとも密接に関係しているので注意しましょうね。

ベテランナース

●看護計画

看護計画の例を見てみましょう。

▼看護計画

看護診断名

　＃.尿意切迫感に伴う失禁に関連した排尿障害

長期目標	尿失禁がない。
短期目標	・尿失禁の回数が減少する。 ・下部尿路リハビリテーションにより、排尿コントロールが図れる。

看護実践

O-P (Observational Plan)

1. バイタルサイン
2. 尿失禁の程度 (量、回数、尿意の有無)
3. 排尿パターンの把握 (排尿時間、1回排尿量、排尿間隔)
　➡根拠：排尿パターンを把握し、切迫する尿意が出現する前にトイレに誘導することで、失禁なくトイレで排泄ができるようになる可能性がある。
3. 水分摂取量
　➡根拠：尿意が近いことや失禁する心配から飲水量を減らす患者さんもいるため、脱水につながる可能性がある。
4. 日常生活への影響の有無
　➡根拠：切迫する尿意や失禁により、日常生活に支障がないか把握し、支障が出にくいように生活パターンの改善を図る。
5. 精神面の変化の有無
　➡根拠：不安や羞恥心、自尊心の低下につながるような心理面の変化がないか把握する。

T-P (Therapeutic Plan)

1. 陰部の清潔保持 (陰部の清拭・乾燥、下着交換等の援助を行う)。
　➡根拠：失禁による尿路感染を予防するために、できるだけ清潔にする。
2. 夜間、尿意切迫感がある場合は、尿器やポータブルトイレの使用を勧める。
　➡根拠：不眠や疲労の軽減、転倒予防のために尿器やポータブルトイレが有効。
3. プライバシーへの配慮。
4. ナースコールは手の届く位置に置く。
　➡根拠：高齢者で下肢の筋力低下や認知症がある患者さんの場合、自力でトイレに行こうとして転倒することが頻繁にあるため、ナースコールを押してもらえるように指導も必要。
5. 残尿測定 (超音波プローブによる測定や導尿を行う)。

E-P (Educational Plan)

1. 夜間は尿器やポータブルトイレを使用する。
2. 水分摂取の必要性と適切な水分摂取方法の指導をする。
3. 理学療法士とともに、骨盤底筋訓練や膀胱訓練が自分で行えるように指導する。
4. なにか変わったことがあればすぐにナースコールを押すように指導する。
　➡根拠：尿失禁の回数の軽減とリハビリによる排尿障害の改善を目指して、他職種との連携を図っていくことが大切。

● **実施・評価のポイント**

・下部尿路リハビリテーションによって排尿間隔　　　・尿路感染が生じていないか、陰部は清潔かどう
　が延長したかどうかを評価する。　　　　　　　　　　かを評価する。

・尿失禁の回数は減少したかどうかを評価する。　　　・飲水量は適切かどうかを評価する。

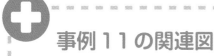

事例11の関連図

排尿障害の関連図を見てみましょう。

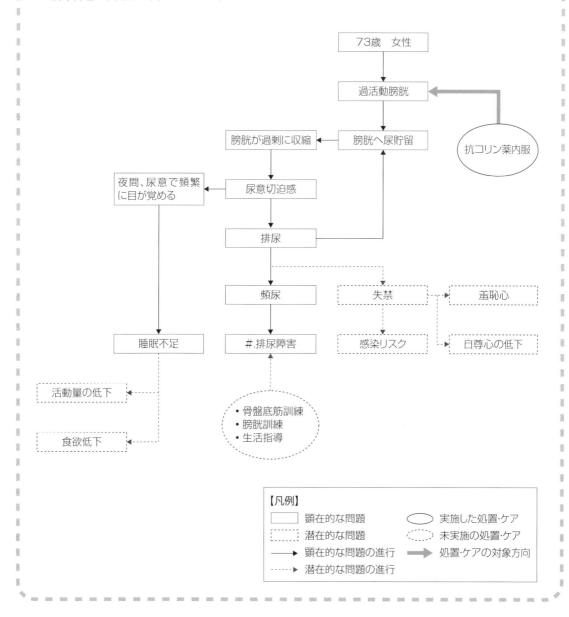

便秘

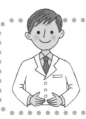

排便が出ないということは、身体に様々な悪影響を及ぼします。排便コントロールは看護師の大切な役割の１つです。ここでは排便の看護について考えていきましょう。

✚ 見てわかる病態生理

便秘のメカニズムを見てみましょう。

▼腸の働きとしくみ

食物

胃・結腸反射

水分を吸収して
固形化
（便塊化）

胃

器質性便秘：
狭窄など

太腸

小腸

ドロドロの
状態

症候性便秘：
消化運動の低下

排便反射

直腸

大腸にたまることで、
さらに水分を吸収し、
硬く小さくなる

肛門

読んでわかる病態生理

便秘とは、一般的に、大腸内の内容物（便）の通過が遅くなったり、腸内に便が長時間とどまったりして、排便が順調に行われない状態のことをいいます。排便の回数や量は個人差が大きいですが、臨床的（日本内科学会）に便秘は「**3日以上便が出ていない状態、または毎日排便があっても残便感がある状態**」と定義されています。

●便秘のメカニズム

便秘は原因によって、機能性便秘、器質性便秘、症候性便秘、薬剤性便秘に分けられます。さらに、機能性便秘は、弛緩性便秘、痙攣性便秘、直腸性便秘に分けられます。

▼便秘の原因による分類

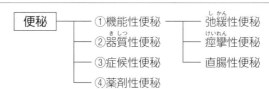

●機能性便秘

大腸や直腸の働きの異常によって起こる便秘です。便秘の中で最も多いタイプです。生活習慣やストレス、加齢などの影響を受けて、大腸や直腸・肛門の働きが乱れる結果、起こります。わかりやすくするため、さらに3つに分類します。

・弛緩性便秘

大腸は、その内容物（便）を蠕動運動によってコロコロ転がし、少しずつ水分を吸収しながら直腸へと運びます。大腸を動かす筋肉が緩んで、蠕動運動が弱まると、なかなか便が運ばれないために便秘になります。高齢者が便秘になりやすい原因の1つです。運動不足や食物繊維の不足などによる便秘もこれに該当します。

・痙攣性便秘

大腸が痙攣性の収縮をすることで便の通過に時間がかかるため起こる便秘です。過度の緊張やストレスによって自律神経が失調するために起こります。

・直腸性便秘

運ばれてきた便が大腸から直腸に入ると、直腸のセンサーが働き便意を催します。そこでトイレに行くと、普段は肛門を閉めている肛門括約筋が緩み、排便に至ります。ところが、便意を習慣的に我慢していると神経の感度が鈍って、直腸に便が入っても便意を催さなくなります。女性が便秘しがちな理由の1つです。

▲機能性便秘の3タイプ

	弛緩性便秘	痙攣性便秘	直腸性便秘
イメージ			
便	全体的に硬い	コロコロ	出口がコチコチ

●器質性便秘

便の通過が物理的に妨げられる便秘です。大腸がんや手術後の癒着、炎症性疾患（潰瘍性大腸炎やクローン病）などのために、大腸の中を便がスムーズに通過できずに起こります。このタイプの便秘では、原因疾患の治療が優先されます。

●症候性便秘

腸管以外の疾患によって起こる便秘です。例えば、甲状腺機能低下症や副甲状腺機能亢進症では大腸の蠕動運動が弱くなり、便秘がちになります。女性の場合、病気とは別に、生理や妊娠中にホルモンの影響で便秘になりやすくなります。このほか、神経損傷や糖尿病の合併症などで、神経の働きが不調になった場合も、このタイプの便秘に該当します。

●薬剤性便秘

他の疾患の治療で服用している薬の副作用で起こる便秘です。抗うつ薬、抗コリン薬（喘息や頻尿、パーキンソン病などの薬）、モルヒネなどは大腸の蠕動運動を抑えるので、副作用で便秘になることがあります。

●随伴症状

患者の訴え：便が出ない、お腹が張る、便が残っている感じがするなど。

身体症状：悪心・嘔吐、腹痛。

精神症状：不安、不眠、ストレス、集中力の低下など。

●検査方法

既往歴：既往歴の有無。

服用薬剤：服用薬剤の有無と種類、量。

単純X線検査：小腸・大腸のガス貯留の有無、便塊の貯留。

直腸検診：肛門から指を挿入し、腫瘍等の有無を指の感覚で調べる。

●治療方法

便秘の原因となる疾患があれば、原因疾患の治療が優先されます。また、薬剤による便秘に対しては、疾患に合わせて内服薬の減量や変更を検討します。

●規則正しい生活習慣

便秘の中でも最も多いタイプの機能性便秘に対しては、規則正しい生活習慣が有効です。食物繊維の多い食事と排便習慣の確立（毎日一定の時間に排便する習慣を付ける）、適度な運動、ストレスの発散などが大切です。

●薬物療法

便秘の薬には、様々な種類があり、新しい治療法もあります。便秘の原因や症状によって使い分けられます。通常はなるべく作用の穏やかな薬を使いながら、食事や運動に気をつけて、少しずつ自然に排便できるように治療します。

・膨張性下剤（バルコーゼなど）

便を大きく、やわらかくして、大腸の運動を促します。

・浸潤性下剤、軟化下剤（ビーマスsなど）

便中の水分を増やして便を大きく、やわらかくし、便の表面張力を低下させて排便を容易にします。膨脹性下剤や浸潤性下剤は、作用が穏やかなため、習慣性（薬なしでは排便できなくなること）の心配がありません。飲み始めて数日後から効果が表れます。

・塩類下剤、糖類下剤（マグラックス、モニラックなど）

大腸内の水分を増やして便をやわらかくする、比較的穏やかな作用の下剤です。特に酸化マグネシウムが汎用されますが、腎機能が低下している人や高齢者では高マグネシウム血症に注意が必要です。

・刺激性下剤（プルゼニド、ラキソベロンなど）

大腸を刺激して蠕動運動を促します。よく効くので症状が強いときに処方されます。漢方薬もこのタイプに含まれます。

・浣腸（ケンエーG浣腸液など）

　直腸・大腸の粘膜を刺激し排便を促します。現在では、以前考えられていたほど習慣性は強くないことがわかり、最近は早めに使用して、その後、飲み薬に移行します。

・その他（アミティーザなど）

　自律神経に作用して蠕動運動を調整する薬や、大腸・直腸の粘膜を滑らかにする薬、小腸での水分分泌を増やす薬などがあります。

▼便の硬さ（ブリストルスケールによる分類）

非常に遅い（約100時間）

消化管の通過時間

非常に早い（約10時間）

❶ コロコロ便 硬くてコロコロした兎糞状の便

❷ 硬い便 短く固まった硬い便

❸ やや硬い便 水分が少なく表面にひび割れのある便

❹ 普通便 表面がなめらかでやわらかいバナナ状の便

❺ やややわらかい便 はっきりとしたしわのあるやわらかい半固形の便

❻ 泥状便（でいじょう） 全体が泥のように一体化し境界がない便

❼ 水様便 水のような便

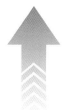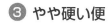

根拠がわかる看護のキホン

ポイント　排便習慣の確立と日常生活習慣の改善

・排便習慣の確立

　排便時間を意識しなかったり、便意を我慢したりすることは、排便習慣の確立を難しくします。適切な時間に便意が自然に起こるように習慣づけていきましょう。特に、朝食後は**胃・結腸反射**（食物が胃に入ると大腸が動き始めるという反射）が起きやすく、自然に便意を催しやすいです。

・食事療法の援助

　1日3食、特に朝食をきちんと食べるように援助しましょう。また、食物繊維の多いものが便秘にいいことはよく知られています。これに加えて、便の多くは水分であるため、水分を補給することでも、便がふくらみやわらかくなって排便しやすくなります。

・運動療法の援助

　運動不足でいると新陳代謝が不活発になり、便秘を誘発します。そのため、運動は便秘に有効です。可能な限り散歩や体操など、適度な運動を取り入れていきましょう。

事例でわかる看護展開

便秘の事例を見てみましょう。

▼事例12

- ・患　者：71歳 女性
- ・主　訴：便秘。
- ・現病歴：要介護3、障害高齢者の日常生活自立度B2（介助により車椅子に移乗する）。
  5年前、急性硬膜下血腫の既往あり、完全左片麻痺である。日常生活の大部分に介助を要する。車椅子乗車時には臀部・膝の痛みが強く、離床に対して拒否がある。食事以外の時間はベッド上で過ごすことが多く、活動性は低い。便意を訴えることはできたが、トイレでは排便はみられず、腹部膨満感がある。食事は、看護師の介助により全量摂取できている。3日間排便がないときは、看護師により摘便を実施。摘便に対して拒否が強く、摘便したあとは精神的に落ち込み、食事をとれないことがあった。摘便による便の性状は、ブリストルスケールで1と硬便であった。廃用症候群のためリハビリ目的での入院となる。
- ・入院時所見：身長 154cm、体重 50.7kg、体温 36.2℃、血圧 137/84mmHg、脈拍 72/分（整）、SpO₂ 96 ％（Room air）。
- ・一般検査データ：
  単純X線検査にて大腸内に多量の便貯留を認めた。
- ・治　療：緩下剤投与、食事療法、運動療法。

●アセスメント

アセスメントの例を見てみましょう。

▼アセスメント

パターン	情報	アセスメント
排泄	71歳、女性 ・要介護3、日常生活自立度B2 ・完全左片麻痺 ・日常生活の大部分に介助を要する ・離床拒否、活動性は低い ・便意あるが、トイレ排便なし ・腹部膨満感があり ・食事は全介助、食欲低下あり ・摘便に対する拒否が強く、硬便 ・廃用症候群のためリハビリ目的での入院 ・身長 154cm、体重 50.7kg、体温 36.2℃、血圧 137/84mmHg、脈拍 72/分（整）、SpO₂ 96%（Room air） ・大腸内に多量の便貯留あり	・麻痺があり日常生活に支障をきたしていることや、離床意欲がないことから活動量が少なくなっている。硬便であり、運動不足や加齢に関連した機能性便秘と考えられる（※診断根拠：高齢者に多く、運動不足や体力の低下がある。機能性便秘の中でも弛緩性便秘である）。このまま活動量が少ないと、血液の循環や大腸の運動が低下するため、便秘が悪化するリスクがある。

S) ・お尻が痛くなるから横になってる。 ・便が出にくい。 ・摘便は痛いから嫌い。 O) ・腹部膨満感と張りがある。 ・車椅子乗車時、早くベッドに戻りたいという訴えがある。	・腹部の膨満感は腸に便が貯留していることが原因の1つと考えられ、胃を圧迫することから食欲低下につながっている可能性がある。 ・食事量が少ないと、体力や活気の低下につながり、その結果、運動不足や筋力低下を引き起こし、さらに便秘や廃用にまで影響する悪循環に陥っていることが考えられる。 ・便秘を改善することで、食事量や体力、廃用の改善につながることが期待される。 ・硬便であるため、摘便により直腸を傷付けたり出血したりするリスクが高いと考える。便をやわらかくすることで、排便がしやすくなると考える。

※アセスメントには診断根拠などの説明は不要だが、機能性便秘と判断した根拠として記載した。

● **看護診断名**

#. 加齢による運動不足と腹部筋力の低下、硬便による排便困難に関連した便秘

● **看護計画**

看護計画の例を見てみましょう。

▼看護計画

看護診断名	
#.加齢による運動不足と腹部筋力の低下、硬便による排便困難に関連した便秘	
長期目標	自然に排便がある。
短期目標	・活動量が増える。 ・便がやわらかくなる。

看護実践

O-P (Observational Plan)

1. 排便回数、排便方法、便の量、性状
2. 腹部膨満感の有無
   ➡根拠：腸管内に便やガスが貯留すると腸管壁の伸展が起こる。
3. 腹鳴、排ガスの有無
   ➡根拠：イレウス所見があれば、腸蠕動活動の減弱化により少なくなる。
4. 食欲の有無
5. 食事内容
   ➡根拠：腸を刺激する食物が摂れているか。
   　　　機械的刺激を与えるもの；食物繊維（消化しにくく、腸内容物を増加させる）。
   　　　化学的刺激を与えるもの；ヨーグルト、はちみつ、酸味の強い食品。
   　　　物理的刺激を与えるもの；冷たいor熱い水、牛乳。

6. 水分摂取量
  ➡根拠：水分を多く摂ることで、便がやわらかくなる。
7. 下剤内服の有無と、その効果
8. 活動度、腸蠕動音の聴取
9. 下剤に対する知識の有無
10. 不安、ストレスの有無

T-P (Therapeutic Plan)
1. 毎日一定の時間に排便を試みる。
  ➡根拠：排便習慣が確立するように、できるだけトイレ誘導や声かけをするとよい。
2. 排便がないときは便秘時指示を使用する。下剤の調整を指導する。
3. 腸の蠕動運動を促進するため、腹部マッサージ・温罨法を施行する。
  ➡根拠：腹部マッサージは、臍を中心に腹部を「の」の字を書くようにマッサージする。上行結腸
      ➡横行結腸➡下行結腸の順に行う。
4. 水分摂取を勧める。
5. 日中、なるべく車椅子に座る。
  ➡根拠：なるべく離床ならびに無理のない活動量アップを図る。理学療法士や作業療法士ととも
      に軽い運動プランを考えてもよい。

E-P (Educational Plan)
1. 便秘予防の必要性について説明する。
2. 腹部マッサージの方法を指導し、適宜実践してもらう。
3. 水分摂取の必要性を説明する。
4. 便意があれば教えるよう指導する。
  ➡根拠：なるべく薬に頼らない方法で日常生活から排便習慣を確立することが重要である。便意
      があるときにトイレへ誘導するなど、排便を我慢させないような関わりを心がける。

●実施・評価のポイント

・機能性便秘を改善するような取り組み（食事療
  法、運動療法など）ができたかどうか。

・排便に関する違和感（すっきりしない、お腹が
  張る、悪心など）が軽減したか。

・排便の回数や性状、量が安定しているか。

・排便習慣が確立できているか。

事例12の関連図

便秘の関連図を見てみましょう。

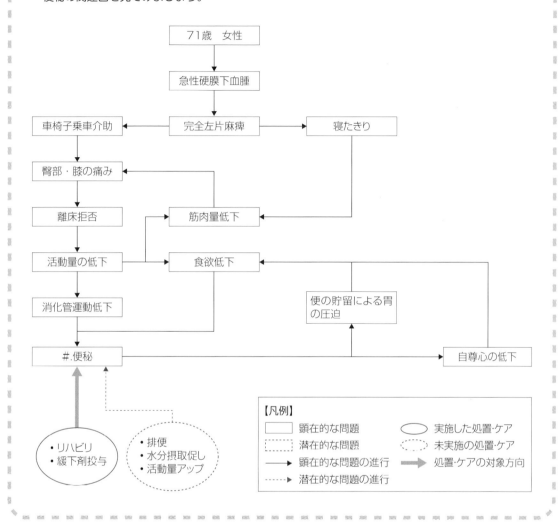

下痢

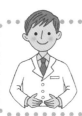

便に水分が多く含まれていると下痢になります。下痢は周囲への感染リスクも高いため、症状への看護だけではなく、環境への配慮など感染対策も重要です。

✚ 見てわかる病態生理

下痢のメカニズムを見てみましょう。

▼下痢の発生機序

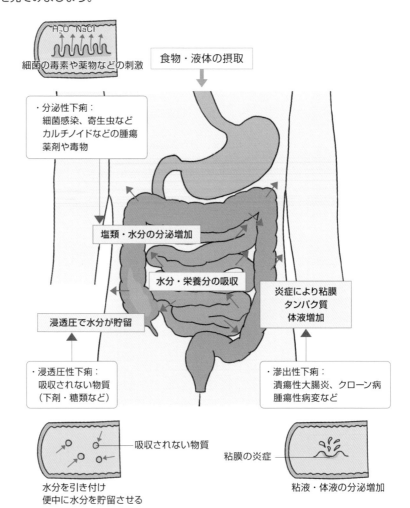

H₂O NaCl

細菌の毒素や薬物などの刺激

食物・液体の摂取

・分泌性下痢：
　細菌感染、寄生虫など
　カルチノイドなどの腫瘍
　薬剤や毒物

塩類・水分の分泌増加

水分・栄養分の吸収

炎症により粘膜
タンパク質
体液増加

浸透圧で水分が貯留

・浸透圧性下痢：
　吸収されない物質
　（下剤・糖類など）

・滲出性下痢：
　潰瘍性大腸炎、クローン病
　腫瘍性病変など

吸収されない物質

水分を引き付け
便中に水分を貯留させる

粘膜の炎症

粘液・体液の分泌増加

読んでわかる病態生理

下痢とは、便の中の水分が増加し、泥状または液状に近い便が出る状態のことで、多くの場合、排便回数が増えたりお腹が痛くなったりします。

食物の栄養分はほとんどが小腸で吸収され、消化できなかった食物残渣と水や電解質が大腸に到達します。通常、水分は8割以上が小腸で、結腸を合わせると99％が吸収されますが、水分の吸収が少ないと下痢になります。

● 下痢のメカニズム

下痢は発生要因によって大きく、浸透圧性下痢、分泌性下痢、蠕動運動性下痢、滲出性下痢の4つに分類されます。

・浸透圧性下痢

腸からの水分吸収が妨げられるために起こる下痢です。食べた物が持つ浸透圧（水分を引き付ける力）が高いと、腸で水分が十分に吸収されないまま排便されるため、下痢になります。例えば、糖分の消化吸収がよくないときや、人工甘味料を摂りすぎたときなどに起こります。牛乳を飲むとお腹を壊す乳糖不耐症による下痢はこのタイプに該当します。

・分泌性下痢

腸からの水分分泌量が増えるために起こる下痢です。腸は水分を吸収するだけでなく、腸液などの水分の分泌もしています。その分泌量が多いと当然、便の中の水分が多くなり下痢になります。このようなことが起きる原因としては、腸に入った細菌の毒素やホルモンの影響など、いろいろあります。

・蠕動運動性下痢

腸の通過時間が短くなるために起こる下痢です。腸は、食べた物を口側から肛門側に移動させるために、蠕動運動を繰り返しています。蠕動運動が活発すぎると、食べた物が短時間で腸を通過してしまい、水分の吸収が不十分になって下痢をします。例えば、過敏性腸症候群や甲状腺機能亢進症（バセドウ病など）による下痢は、このタイプに該当します。

・滲出性下痢

炎症により滲出液が増えるために起こる下痢です。腸に炎症があると、そこから血液成分や細胞内の液体などが染み出て、便の水分量を増やします。また、腸からの水分吸収が低下することも関係してきます。例えば、クローン病や潰瘍性大腸炎による下痢はこのタイプに該当します。

・外因性・内因性、急性・慢性の下痢

消化管での水分出納バランスから見ると、下痢は上記の4つに大別できますが、これとは別に、原因が身体の外から入ってきた物にあるのか（**外因性**）、それとも、身体の中で起きたことなのか（**内因性**）、という分け方もできます。例えば、暴飲暴食による下痢や食中毒による下痢は**外因性の下痢**で、過敏性腸症候群などは**内因性の下痢**です。また、急に始まって短期間で治まる**急性の下痢**と、長く続く**慢性の下痢**という分け方もあります。一般に、急性の下痢は外因性、慢性の下痢は内因性です。

● 随伴症状

患者の訴え：水みたいな便が出る、お腹が痛い、何回も便が出るなど。

身体症状：腹痛、発熱、嘔吐、冷汗など。

精神症状：不安、不眠、ストレス、集中力の低下など。

●検査方法

既往歴：既往歴の有無、摂取した食べ物、海外渡
　　　　航歴、ペットの有無。

服用薬剤：服用薬剤の有無と種類、量。

一般検査：便検査、一般採血（電解質、尿素窒素、
　　　　　CRP、白血球など）。

●治療方法

　下痢がどれくらい続いているかによって、対処
の仕方が変わります。急性のものなのか慢性のも
のなのかを調べてから治療を行います。

・急性下痢症

　急性下痢症の原因の約9割は細菌やウイルス、
真菌、原虫などによる**感染性の下痢**です。そして、
その多くが特別な検査や抗菌薬投与は必要ないた

め、下痢によって失われた水分や電解質を補うこ
とで自然に治癒します。状況によって、整腸剤を
使用することもあります。止痢薬（下痢止め）は
安易に使ってはいけません。下痢は腸管内にた
まった有害物質を洗い流すという生体防御反応と
しての面もあり、むやみに止痢薬を投与してはい
けません。

・慢性下痢症

　慢性下痢症で最も多い原因は、**過敏性腸症候群**
です。精神的ストレスによって、すぐに便意を催
しトイレに行きたくなる症状です。また、ほかに
も**炎症性腸疾患**が原因となることもあります。潰
瘍性大腸炎やクローン病、大腸がんが主な疾患で
す。これらの疾患が下痢の原因になる場合、対症
療法ではなく原因疾患の治療を行います。

浸透圧性下痢と滲出性下痢には止痢薬を
用いますが、分泌性下痢（感染性のもの）
では止痢薬を使用してはいけません。

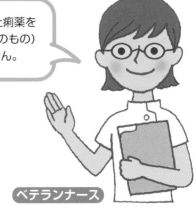

ベテランナース

根拠がわかる看護のキホン

ポイント 水分・電解質の補給と腸の安静

・水分・電解質の補給

　下痢が持続すると、多量の水分と電解質を失い
ます。脱水予防のために経口からの水分摂取（ス
ポーツドリンクなど電解質を含むもの）や経静脈
的に点滴を行います。

・腸の安静

　通常は腸の負担を減らすために、流動食や、食
物繊維が少なく刺激の少ない食事にします。ただ
し、急性の下痢の場合は絶食とし、水分のみ飲水
可とします。また、腹圧がかかる体位を避け、全
身を安静にして消化管への刺激を避けるようにし
ます。

事例でわかる看護展開

下痢の事例を見てみましょう。

▼事例13

・患　者：31歳 男性
・主　訴：発熱、嘔吐、下痢。
・現病歴：生来健康な日本人男性。入院49日前より発熱、嘔吐、下痢があり近医受診した。レボフロキサシン (LVFX) 500mg/日の内服を6日間施行し改善していたが、その際の便検査からは有意な菌は検出されなかった。その後、経過良好であったが、入院6日前より悪寒を伴う発熱、下痢 (水様性 2〜3回/日)、および嘔吐を認めたため再度近医受診となり、再発する症状のため精査目的でA病院感染症内科へ紹介となった。海外渡航歴はない。
・入院時所見：意識清明、バイタルサイン (体温 39.9℃、血圧 115/67mmHg、脈拍数 87/分、SpO$_2$ 99% (Room air)、呼吸数 18回/分。
　　　　　　口腔内舌白苔あり。胸部、腹部、背部、四肢に明らかな異常所見を認めず。表在リンパ節腫大認めず。
・一般検査データ：WBC 4,420/μL (neu 80.0%)、RBC 4.98×10^6/μL、Hb 14.2g/dL、血小板数 12.5万/μL、AST 45 IU/L、ALT 34 IU/L、LDH 451 IU/L、ALP 184 IU/L、γ-GTP 18 IU/L、TP 7.3g/dL、Alb 4.1g/dL、Na 133mEq/L、K 3.1mEq/L、Cl 120 mEq/L、BUN 11.4mg/dL、Cr 1.21mg/dL、CRP 9.24mg/dL、HIV スクリーニング陰性。
　　　　　　胸部単純X線検査：明らかな異常所見を認めず。
・治　療：抗菌薬 (レボフロキサシン) 投与、絶食、輸液。

●アセスメント

アセスメントの例を見てみましょう。

▼看護計画

パターン	情報	アセスメント
排泄	31歳、男性 ・入院49日前より発熱、嘔吐、下痢 ・レボフロキサシン (LVFX) 500mg/日の内服を6日間施行し改善 ・便検査からは有意な菌は検出されず ・入院6日前より悪寒を伴う発熱、下痢 (水様性 2〜3回/日)、および嘔吐 ・治療と精査目的で入院 ・体温 39.9℃、血圧 115/67mmHg、脈拍数 87/分、SpO$_2$ 99% (Room air) ・K 3.1mEq/L、Cl 120mEq/L、CRP 9.24mg/dL	・検査データから下痢による脱水が考えられる (※診断根拠：K 3.1<3.5mEq/L、Cl 120>108mEq/L)。嘔気もあり、食事の摂取ができていないため、このまま食事が摂取できなければ脱水の増悪と栄養状態の悪化リスクがある。

| | S)
・下痢がひどいです。
・熱と吐き気もあります。
・ご飯は食べられません。

O)
・苦悶様表情を見せている。 | ・下痢便の多くは消化酵素を含んでおり、皮膚に付着するとアルカリ性に傾いて、肛門周囲にびらんが生じやすい。このまま下痢が続くと、肛門周囲の皮膚トラブル形成につながる可能性がある。

・下痢以外に発熱もあり、炎症反応も上がっている（※診断根拠：CRP 9.24＞0.3mg/dL）ことから、細菌やウイルスによる下痢であることが考えられる。便からの感染リスクが高いため、感染対策を適切に行わなければ他者へ感染が拡大する可能性がある。 |

※アセスメントには診断根拠などの説明は不要だが、脱水と判断した根拠、および炎症反応が上がっていると判断した根拠として記載した。

● **看護診断名**

#. 発熱と嘔気を伴う感染症に関連した下痢

● **看護計画**

看護計画の例を見てみましょう。

▼看護計画

看護診断名	
	#. 発熱と嘔気を伴う感染症に関連した下痢
長期目標	下痢が治まる。
短期目標	・排便回数が減る。 ・脱水が改善する。 ・肛門周囲に皮膚トラブルの形成がない。

看護実践

O-P (Observational Plan)

1. 排便回数、排便方法、便の量、性状
2. 腹部症状・腹鳴亢進の有無
3. 食事摂取量・食形態・水分摂取量
   ➡根拠：最初は水分のみの摂取とし胃腸を休める。状態が落ち着いたら、徐々に流動食を始めていく。
4. 脱力感・倦怠感・活気の有無
5. 脱水症状の有無（皮膚・粘膜の乾燥、口渇、尿量、尿回数、尿性状など）
   ➡根拠：下痢が続くと脱水になりやすいので注意が必要。
6. 肛門周囲の皮膚の状態、肛門部痛の有無
7. 下痢の原因と誘引の有無（食物、内服薬、精神的ストレス、寒冷）
   ➡根拠：下痢は原因によって治療が異なる。治療前の状態として、下痢の程度や症状から原因を推測することが重要である。
8. 不安、ストレスの有無
9. 睡眠状況

10. 検査データ (BUN、尿比重、K、Na、TP、Alb)
　➡根拠：脱水；BUN 15mg/dL 以上、ケトン体陽性、尿比重 1.025 以上
　　　　　低K血症；K 2.0mEq/L 以下、低Na血症；Na 135mEq/L 以下
　　　　　低栄養状態；血漿蛋白 6.0g/dL 以下、アルブミン 2.5g/dL 以下

T-P (Therapeutic Plan)

1. 水分出納の管理、点滴管理をする。
2. 肛門部の清潔を保つ。
3. 食形態の工夫をする (食物繊維の少ない食品の摂取)。
　➡根拠：下痢のときはできるだけ消化吸収のよいものを摂取し、胃腸の負担を和らげることが大切である。
4. 排泄物を処理するときは、スタンダードプリコーションを遵守する。
　➡根拠：水様便は特に飛散しやすいので、感染対策は重要である。
5. 排泄の際の消音、換気、カーテンを用いてプライバシーを確保する。

E-P (Educational Plan)

1. 腹部症状や下痢便が悪化したときは知らせるように指導する。
2. 感染対策について説明する。
3. 水分摂取の必要性を説明する。
　➡根拠：脱水症状が改善するよう水分摂取を促し、下痢が治まってきたら徐々に経口摂取を再開していく。また、感染を広げないためにも、排泄物の処理は慎重に行う。

● **実施・評価のポイント**

・下痢の回数や量は減少しているか、性状は有形になっているか。

・適切な水分補給ができ、脱水と電解質異常が改善しているか。

・栄養状態が改善しているか。

・肛門周囲の皮膚トラブルの形成がないか。

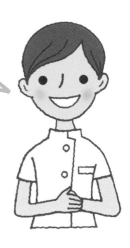

下痢になったら、脱水と感染リスクはセットで考えていきましょう。

先輩ナース

事例13の関連図

下痢の関連図を見てみましょう。

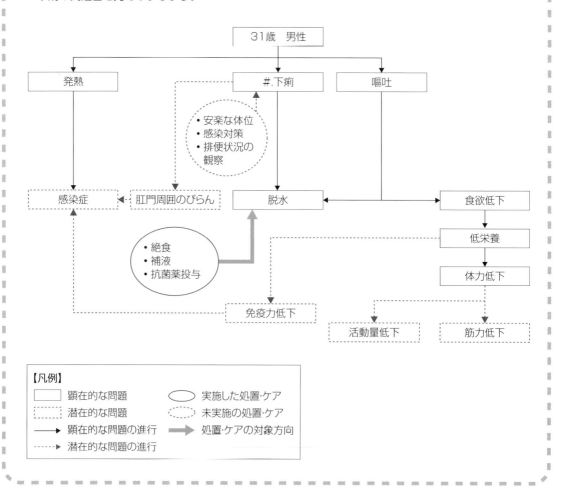

参考文献

『根拠がわかる症状別看護過程(改訂第3版) こころとからだの69症状・事例展開と関連図』 関口恵子／北川さなえ、南江堂、2016

『緊急度・重症度からみた 症状別看護過程＋病態関連図』 井上智子／佐藤千史、医学書院、2011

『アセスメント・看護計画がわかる! 症状別看護過程(プチナースBOOKS)』 小田正枝、照林社、2014

『実習記録の書き方がわかる 看護過程展開ガイド(プチナースBOOKS)』 任和子、照林社、2015

『NANDA-I看護診断 定義と分類 2018-2020 原書第11版』 T.ヘザー・ハードマン・上鶴重美 医学書院、2018

『アセスメント力がつく! 臨床実践に役立つ看護過程』 石川ふみよ、学研メディカル秀潤社、2014

MEMO

索引

【著者】
大口 祐矢 (おおぐち ゆうや)

2011年　国立名古屋大学医学部　保健学科　看護学専攻卒業
　　　　看護師資格、保健師資格を取得
2011年　某国立病院勤務
2018年　愛知医科大学大学院　看護学研究科　修士課程修了
2020年　神戸女子大学　看護学部　助教

外科、血液腫瘍内科、神経内科、呼吸器外科などで培った豊富な臨床
経験を活かし、看護学生を対象にしたオンライン看護塾「根拠がわか
る看護義塾 http://kango.pw」を開校。根拠に基づいた説明と解説に
より、分かりやすいと評判である。

【編集協力】
株式会社 エディトリアルハウス

【イラスト】
タナカ　ヒデノリ

【キャラクター】
大羽　りゑ

看護の現場ですぐに役立つ
症状別看護過程

発行日	2020年 6月 1日	第1版第1刷

著　者　大口　祐矢

発行者　斉藤　和邦
発行所　株式会社　秀和システム
　　　　〒135-0016
　　　　東京都江東区東陽2丁目4-2　新宮ビル2階
　　　　Tel 03-6264-3105（販売）Fax 03-6264-3094
印刷所　三松堂印刷株式会社　　　　　Printed in Japan

ISBN978-4-7980-5928-0 C3047